ISBN 978-1-4716-8006-9

Mail: francesco.franchi@hotmail.it

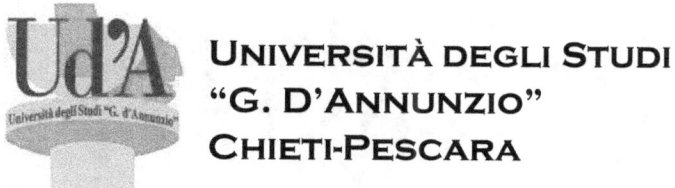

UNIVERSITÀ DEGLI STUDI
"G. D'ANNUNZIO"
CHIETI-PESCARA

COLON-TC VIRTUALE:
TECNICHE E MODALITÀ D'ESECUZIONE.

FACOLTÀ DI MEDICINA E CHIRURGIA

CORSO DI LAUREA IN TECNICHE SANITARIE DI
RADIOLOGIA MEDICA PER IMMAGINI E
RADIOTERAPIA

ANNO ACCADEMICO 2010/2011

LAUREANDO
FRANCHI FRANCESCO
MATRICOLA N° 3100844

RELATORE
DR. DRAGANI MARIO

CORRELATORE
TSRM PASQUI FORTUNATO

INDICE

1. Introduzione

La tesi di laurea che mi accingo a trattare, si sviluppa attorno all'argomento della Colonscopia Virtuale, una particolare tecnica diagnostica affinata negli ultimi 15 anni, che utilizza l'apparecchiatura TC Multistrato per sopperire ai limiti tecnici e di invasività della colonscopia tradizionale. Si tratta di una metodologia non troppo diffusa, in quanto è fortemente dipendente dalle "potenzialità" della TC utilizzata. L'azienda ospedaliera di Pescara è fornita di una TC 16 strati Siemens "Somatom", la quale oltre a ridurre i tempi di scansione e la dose radiante a carico del paziente rispetto ad una TC singolo strato, ci permette di avere uno "slice" nettamente più sottile, che quindi garantisce informazioni più dettagliate; l'impianto è inoltre munito di un sofisticato software che permette diverse soluzioni di ricostruzione delle immagini in post-processing, tra cui vi è la Virtual Endoscopy (o Endoscopia Virtuale), che consente di navigare all'interno del lume di un organo, nella fattispecie del colon, proprio come accade con una sonda per colonscopia, con la differenza che quest'ultima può trovare "ostacoli" anatomici durante il percorso, oltre a causare disturbi o dolore al paziente. Ovviamente la tecnica virtuale presenta alcuni limiti, dovuti soprattutto alla possibilità di avere artefatti e false immagini, pertanto la sua affidabilità nella diagnostica dei polipi del colon o di altre patologie non equivale al 100%.

Per introdurre al meglio l'argomento della Colonscopia Virtuale ho ritenuto essenziale innanzitutto collocare dal punto di vista anatomico l'oggetto del nostro studio, il colon, all'interno della cavità addominale, soffermandomi sui rapporti che esso contrae con gli organi adiacenti; successivamente ho analizzato la sua struttura, sia dal punto di vista macroscopico che da quello istologico; prima di addentrarmi nell'aspetto tecnico della stesura, infine, ho illustrato le sue funzioni principali e tutti i tipi di patologia che possono colpirlo. Nella parte centrale ho dapprima analizzato dettagliatamente la colonscopia tradizionale, riferendomi alle sue generalità, alle indicazioni ed ai rischi, alla preparazione e strumentazione ed infine all'esecuzione dell'esame in sé; successivamente ho trattato la colonscopia virtuale, a partire dalla storia per poi passare alle indicazioni cliniche, ai metodi di pulizia e distensione del colon, fino a giungere ai parametri tecnici, alla visualizzazione delle immagini ed alle eventuali complicanze che essa comporta. Ho cercato, nel corso della stesura, di mantenere sempre vivo un confronto tra le due metodiche, in modo tale da mettere in luce pregi e difetti di entrambe, utilizzando un linguaggio comprensibile anche a chi per la prima volta si focalizza su questo ambito.

2. Anatomia morfologica e topografica dell'addome

2.1 La cavità addominale

Il distretto corporeo dell'addome contiene una grande cavità, la *cavità addominale*: questa è separata superiormente dalla cavità toracica mediante il diaframma ed è in ampia comunicazione inferiormente con la cavità pelvica.

La cavità addominale è anch'essa, come le logge polmonari e mediastiniche, una cavità sierosa: è infatti tappezzata dal *peritoneo parietale*, che in più punti si solleva dalle pareti portandosi a rivestire i visceri contenuti nella cavità. Tutti i visceri rivestiti dal peritoneo e presenti nell'addome sono visceri dell'apparato digerente, a eccezione della milza, e sono detti *intraperitoneali*. Alcuni organi dell'apparato digerente si trovano dietro al peritoneo parietale, e sono dunque detti *retro peritoneali*: pancreas, alcuni tratti dell'intestino, organi dell'apparato urinario (reni e ureteri), surreni. Gli organi che si vengono a trovare sotto il peritoneo, nella pelvi, sono detti organi *sottoperitoneali*, in quanto il peritoneo li riveste superiormente.

La cavità addominale è delimitata in alto dal diaframma ed in basso dal pavimento pelvico. La parete del *cilindro addominale* si suddivide convenzionalmente in due emicilindri simmetrici, in cui si possono individuare: una porzione anterolaterale costituita da muscoli addominali e le loro aponeurosi (retti, obliqui interno e esterno, traverso), e una porzione posteriore costituita dal rachide, dai muscoli delle docce vertebrali, dal muscolo quadrato dei lombi e dal muscolo psoas.

I limiti superficiali dell'addome sono *superiori* e *inferiori*: il limite *superiore* è delimitato da una linea che sulla superficie esterna si trova dietro l'arcata costale, che corrisponde internamente al diaframma (linea *toraco-addominale*); il limite inferiore è delimitato da una linea virtuale tracciata seguendo il margine superiore del bacino osseo, la linea *addomino-pelvica*. E' di uso comune individuare con il nome di *addome superiore* la regione contenuta tra linea toraco-addominale ed i margini superiori delle creste iliache, mentre per *addome inferiore* si intende la regione contenuta all'interno del cingolo pelvico.

La parete addominale viene convenzionalmente suddivisa in 4 *quadranti* e 9 *regioni* secondo criteri semeiologici. I quadranti (*superiore destro, superiore sinistro, inferiore destro* ed *inferiore sinistro*), si delimitano tramite 2 linee fra di loro perpendicolari: la *linea xifopubica*, che va dalla parte inferiore dello sterno fino al pube, e la *linea ombelicale trasversa*, linea parallela al suolo passante per l'ombelico.

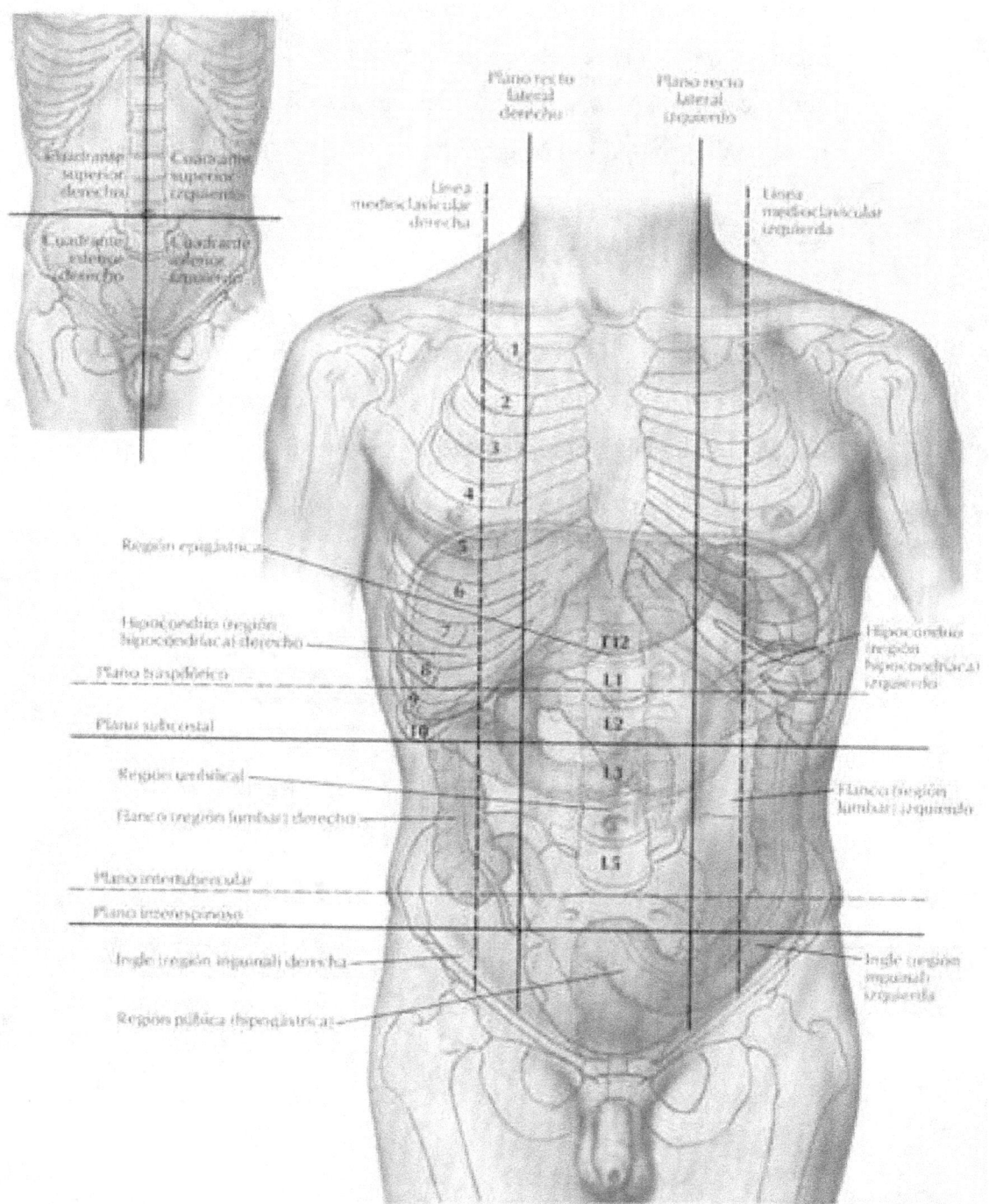

Figura 2.1.a: Linee di suddivisione della parete addominale in quadranti (a sinistra) e in regioni (a destra).

Le regioni si delimitano prolungando verso il basso la *linea emiclaveare* (linea perpendicolare al suolo passante per il mezzo della clavicola su di un piano frontale) *destra* e *sinistra* e tracciando altre 2 linee ad esse perpendicolari: la *linea sottocostale*, che è una linea parallela al suolo che unisce le parti più basse delle arcate costali a partire dall'apice della decima costa, e la *linea bicrestoiliaca*, linea parallela al suolo che unisce le due spine iliache anteriori superiori. Andando dall'alto verso il basso, le regioni ottenute sono le seguenti: *ipocondrio destro* e *ipocondrio sinistro*, fra i quali è compreso l'*epigastrio*; *fianco destro* e *fianco sinistro*, fra i quali è compreso il *mesogastrio*; *fossa iliaca destra* e *sinistra*, fra le quali è compreso l'*ipogastrio*.

2.2   Gli organi addominali

Come detto in precedenza, l'addome è la regione corporea compresa tra le cupole diaframmatiche e la sinfisi pubica. Al suo interno troviamo gli organi dell'apparato digerente, urinario, piccoli e grandi vasi della circolazione venosa e arteriosa, nervi e dotti linfatici. La membrana peritoneale ci permette di differenziare organi intraperitoneali, retro peritoneali e sottoperitoneali.

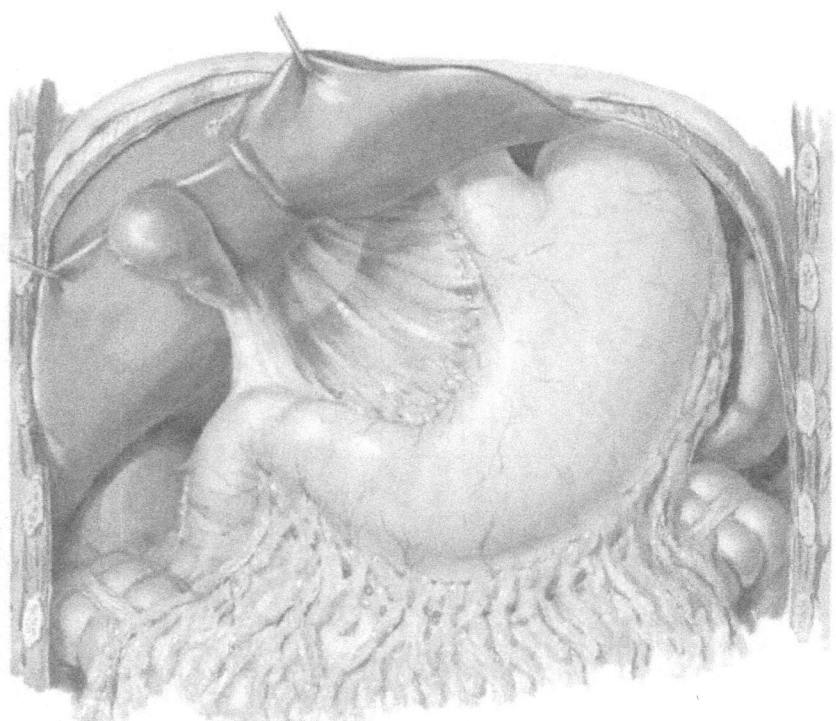

Figura 2.2.a: Porzione intraperitoneale dell'addome; in evidenza da destra verso sinistra: fegato e cistifellea, stomaco, milza, rene destro e colon trasverso (in basso).

Tra gli organi intraperitoneali troviamo il *fegato*, che è il più grande organo parenchimatoso dell'organismo umano, poiché rappresenta dal 2 al 5% del peso corporeo.

Può essere considerato come una ghiandola *anficrina*, che svolge cioè sia funzioni endocrine, metaboliche ed esocrine. Esso è localizzato nella loggia sottofrenica destra, nella parte destra della regione *sovramesocolico*. In proiezione sulla parete anteriore del tronco, corrisponde principalmente all'*ipocondrio destro*, ma anche ad epigastrio ed ipocondrio sinistro. È situato tra il diaframma (in alto) e lo stomaco e il colon trasverso (in basso). Posteriormente vede i corpi delle ultime vertebre toraciche.

La cistifellea è un serbatoio d'accumulo e concentrazione della bile prima che questa venga immessa nel duodeno: ha una forma di pera, assieme al suo dotto, il dotto cistico, costituisce la via biliare accessoria; è situata nella concavità slargata del solco sagittale destro del fegato, sulla faccia inferiore, la fossa cistica. Con il fondo, determina una larga incisura sul margine anteriore del fegato, la incisura cistica. La cistifellea è lunga 8-10 cm e larga 3-4 cm, potendo portare circa 0,4-0,7 dl di bile. In essa si possono distinguere tre porzioni: fondo, corpo e collo. Il fondo deborda dal margine inferiore del fegato, quindi è rivestito completamente dal peritoneo; il corpo riposa nella fossa cistica; Il **collo**, che termina continuando con il *dotto cistico,* è abbastanza sinuoso, presentando un decorso a "S allargata".

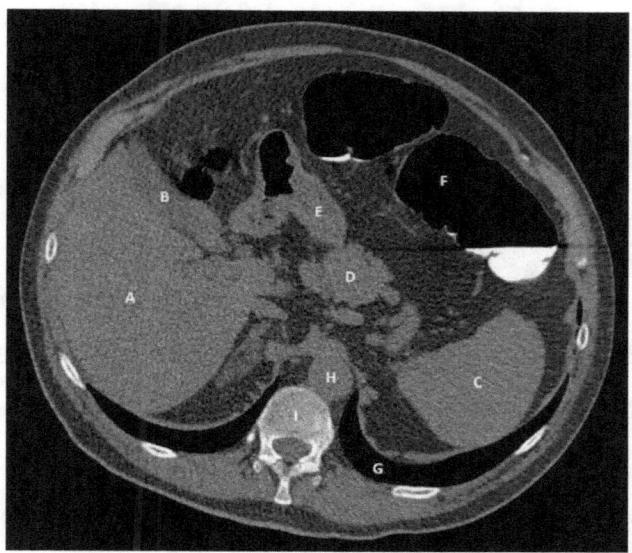

Figura 2.2.b: Sezione assiale dell'addome superiore (tecnica TC multistrato); in evidenza: A-Fegato, B-Cistifellea, C-Milza, D-Pancreas, E-Stomaco (parte terminale), F-Colon trasverso, G-Polmone, H-Aorta addominale, I-Vertebra dorsale.

Altro organo situato all'interno del peritoneo è lo *stomaco*, un tratto dilatato del canale alimentare, interposto tra l'esofago e l'intestino. È situato nella cavità addominale in corrispondenza dell'epigastrio e parte dell'ipocondrio sinistro. Permette di accumulare gli alimenti e farli sostare temporaneamente per renderli soggetti all'azione digestiva del succo gastrico. Lo spazio in cui è situato è delimitato: in alto dal diaframma, in basso dal colon trasverso, lateralmente dal diaframma e dalla parete toracica, in avanti dalla parete toracica e da quella addominale. All'apertura della cavità addominale è visibile solo una parte dello stomaco, ovvero la regione pilorica e la porzione inferiore del corpo; la maggior parte del corpo è accolta profondamente nella concavità diaframmatica, pertanto resta coperta a destra dal fegato e per le restanti parti dalle coste. Lo stomaco è rivestito quasi totalmente dal peritoneo.

La *milza* è l'unico organo intraperitoneale non facente parte dell'apparato digerente; la sua funzione principale è quella di filtraggio del sangue e di difesa dalle infezioni. È situata nella porzione *sovramesocolica* della cavità addominale, nella loggia renale, compresa tra la parete posteriore del corpo dello stomaco e la faccia anteriore del rene sinistro, appena sotto il diaframma (tramite il quale contrae rapporti con la pleura e il polmone sinistro), ed è rivestita dal peritoneo che ne lascia scoperta solo una piccola area di 2-3 cm contenuta tra i foglietti anteriore e posteriore del legamento spleno-renale. In proiezione anteriore corrisponde alla regione topografica dell'ipocondrio sinistro, al livello dell'area compresa fra la nona e l'undicesima costa, entro la linea ascellare anteriore.

Il *pancreas* è la seconda ghiandola più grande annessa al canale alimentare; è costituito da una parte endocrina ed una parte esocrina. Si trova collocato nello spazio retroperitoneale, nella cavità addominale, all'altezza e anteriormente ai corpi delle prime due vertebre lombari: l'asse maggiore è obliquo e si presenta diretto in alto e a sinistra. È complessivamente incurvato per il suo rapporto posteriore con la colonna vertebrale e i grossi vasi, risulta concavo posteriormente nella sua parte centrale. Nello spazio retroperitoneale, dato il suo asse obliquo, il pancreas è intersecato anteriormente dalla inserzione del mesocolon trasverso, che lo divide in porzione sovramesocolico e porzione sottomesocolico. Nel pancreas si possono distinguere tre parti: testa, corpo e coda.

I *reni*, destro e sinistro, sono due voluminosi organi parenchimatosi situati nella parte postero superiore della cavità addominale, in posizione retro peritoneale: sono deputati alla regolazione del volume e della composizione dei liquidi corporei attraverso la produzione di urina, possiedono inoltre varie attività endocrine. I reni sono situati ai lati della colonna vertebrale, nelle fosse lombari; si estendono dal margine inferiore di T11 al margine superiore di L3; il rene destro è più basso del sinistro di quasi 2 cm per il rapporto che contrae con il fegato. Il polo inferiore del rene destro dista dal punto più alto della cresta iliaca di 2-3 cm, mentre il sinistro 5 cm; sono allungati in senso verticale, con asse maggiore diretto in basso e lateralmente: il polo superiore dista 4 cm dal piano mediano, il polo inferiore ne dista 6 cm. Si adattano all'andamento della parete addominale posteriore, quindi non sono posti su un piano precisamente frontale.

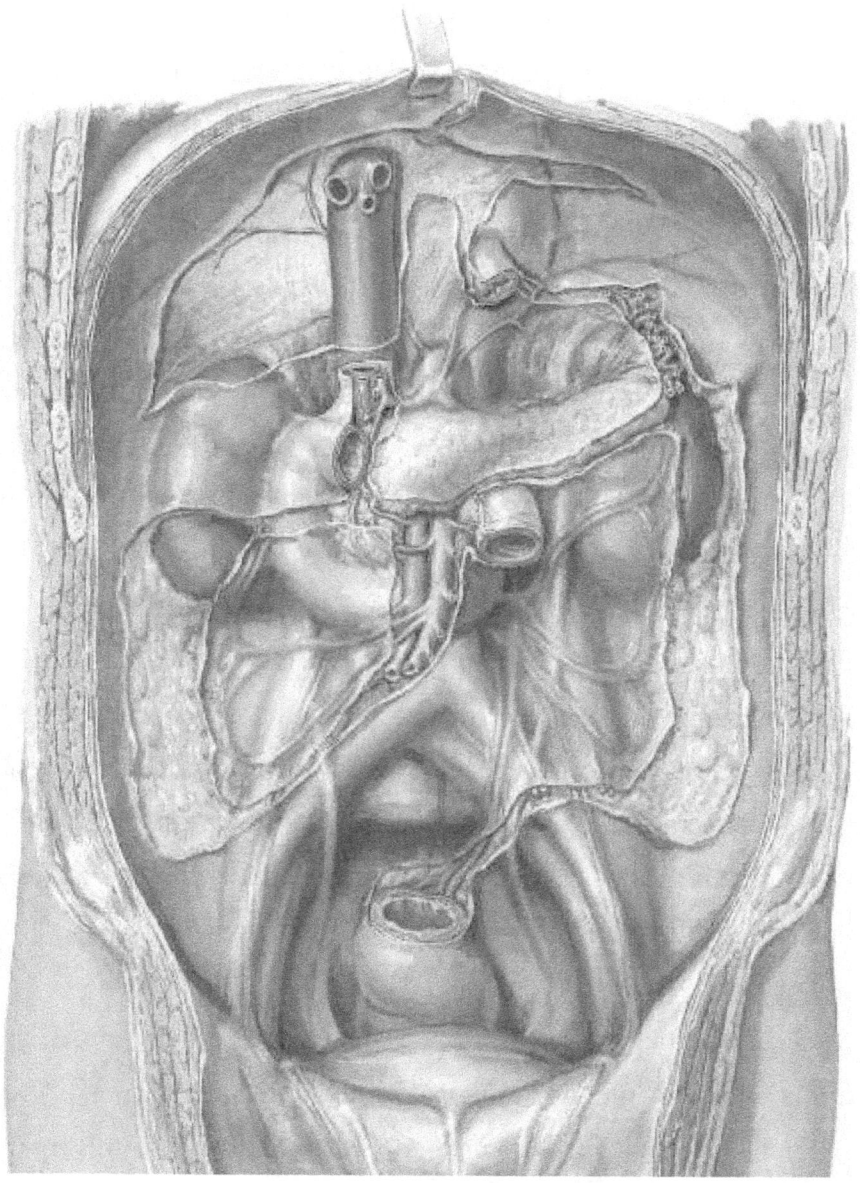

Figura 2.2.c: Porzione retro peritoneale dell'addome; in evidenza i grandi vasi della circolazione arteriosa e venosa, gli organi dell'apparato escretore (reni, ureteri e vescica), gli organi del sistema endocrino (pancreas e surreni).

Gli *ureteri* sono *canalicoli muscolomembranosi* pari e simmetrici che collegano la pelvi renale alla vescica urinaria, in cui terminano mediante l'*orifizio ureterale*:

permettono il passaggio continuo dell'urina nella vescica che funge quindi da deposito. L'uretere ha una notevole lunghezza, in quanto si estende dalla regione lombare (L1) alla piccola pelvi; nella porzione addominale, l'uretere è avvolto dal tessuto connettivo sottoperitoneale e posteriormente si rapporta al muscolo psoas seguendone il decorso. Nella parte anteriore destra è coperto dalla porzione discendente del duodeno e l'uretere si incrocia con i vasi genitali che prima sono in posizione mediale rispetto l'uretere e poi laterale. L'uretere destro, poi, si incrocia con l'arteria colica destra, l'arteria ileocolica e l'arteria mesenterica superiore. Quello sinistro, invece, s'incrocia con i vasi colici. Tramite l'interposizione del peritoneo parietale, gli ureteri anteriormente sono in rapporto con le anse dell'intestino tenue. Medialmente gli ureteri si rapportano con la vena cava inferiore (quello di destra) e con l'aorta addominale (quello di sinistra). Lateralmente, sono in rapporto con il polo inferiore del rene e con il colon discendente (per quello di sinistra) ed ascendente (per quello di destra). A livello dello stretto superiore del bacino, lateralmente all'articolazione sacro iliaca, gli ureteri s'incrociano con i vasi iliaci, anteriormente rispetto a quest'ultimi. Nella zona d'incrocio è situata la flessura marginale la quale topograficamente corrisponde all'incrocio della linea bisiliaca (che unisce le due spine iliache) con quella verticale passante per il tubercolo pubico. A livello della porzione pelvica l'uretere incrocia alcune formazioni nervose e arteriose. Medialmente è in rapporto con il retto, nel maschio, e con l'ovaio, nella femmina. Delimita inoltre posteriormente la fossa ovarica. La sezione intramurale dell'uretere, lunga 1-1,5 cm, si trova all'interno della parete vescicale ove decorre verso il basso obliquamente e medialmente ed in tal modo, internamente alla vescica, determina la formazione d'un rilievo (*piega ureterica*) su cui si trova il meato ureterale. Questo sbocco ha la forma d'una fessura lunga tra i 3 ed i 5 mm e lateralmente ad esso si trova una ripiegatura della mucosa vescicale nota coma *valvola dell'uretere*.

La *vescica*, come detto in precedenza, è un organo muscolare cavo posto nel bacino, deputato alla raccolta dell'urina prodotta dai reni che vi giunge attraverso gli ureteri. Dalla vescica l'urina viene periodicamente espulsa all'esterno attraverso l'uretra. Anteriormente è in rapporto con la sinfisi pubica, superiormente e lateralmente è avvolta dal peritoneo; nell'uomo la base poggia sulla prostata e posteriormente si rapporta con il colon retto, tra cui sono interposte le vescichette seminali; nella donna la base della vescica è in rapporto con la vagina, mentre la parete posteriore è in prossimità della parete anteriore dell'utero.

2.3 L'intestino tenue

Dopo aver accennato riguardo la struttura della cavità addominale e la disposizione degli organi in essa contenuti, passiamo ad analizzare con maggior specificità il nostro oggetto di studio: l'*intestino tenue* e l'*intestino crasso*.

L'intestino tenue è una parte del canale alimentare che va dallo stomaco al crasso, che assolve le funzioni della digestione e dell'assorbimento; inizia dallo *sfintere pilorico* (parte terminale dello stomaco) e termina a livello della *valvola ileocecale* (in corrispondenza del cieco, inizio dell'intestino crasso). Ha la forma di un tubo cilindrico che occupa gran parte della cavità addominale, dall'epigastrio fino anche alla piccola pelvi. È lungo in media 7-8 metri e può contenere mediamente 6 litri. Il calibro decresce man mano che si procede nel tubo, da 47 mm circa fino a 27 al termine del tenue. Nell'intestino tenue, si individuano, in relazione al comportamento del peritoneo e alla conseguente mobilità differente, due parti principali: il *duodeno*, la parte fissa, e l'intestino tenue *mesenteriale*, parte mobile suddivisa a sua volta in *digiuno* e *ileo*.

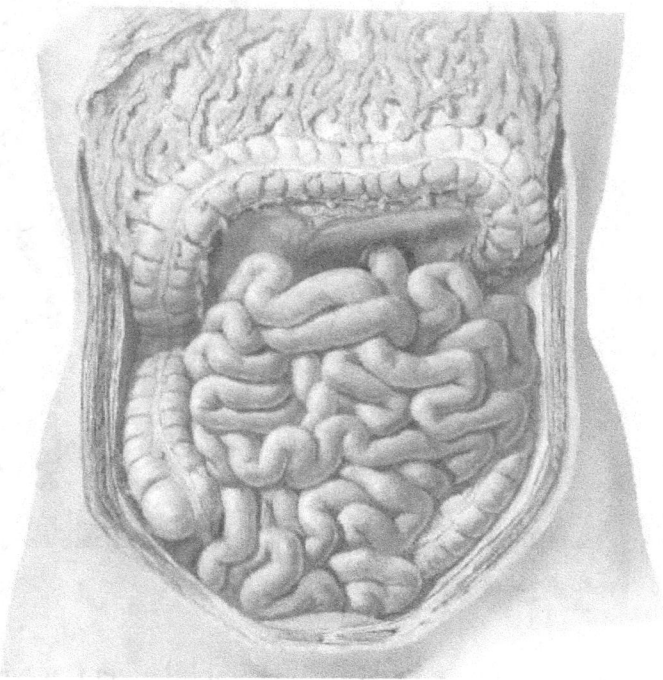

Figura 2.3.a: Veduta frontale dell'intestino tenue e crasso, con parete peritoneale sollevata.

Il **duodeno** è la prima parte dell'intestino tenue; lungo circa 30 cm, ha un calibro di 47 mm. Inizia dal piloro, all'altezza di L1 a destra della linea mediana. Termina a sinistra a livello della *fessura duodenodigiunale* in corrispondenza di L2, continuando nel tenue mesenteriale. Il duodeno è situato nella parete posteriore dell'addome, fissatovi dal peritoneo. Si differenzia dal tenue mesenteriale per: situazione profonda, calibro maggiore, scarsa mobilità, alcuni peculiari caratteri strutturali, sbocco dei condotti escretori del fegato e del pancreas. La forma del duodeno è ad "anello incompleto", aperto in alto e a sinistra, e con la sua concavità abbraccia la testa del pancreas. In base alla differente direzione delle varie porzioni vi si distinguono quattro parti: *superiore*, *discendente*, *orizzontale*, *ascendente*.

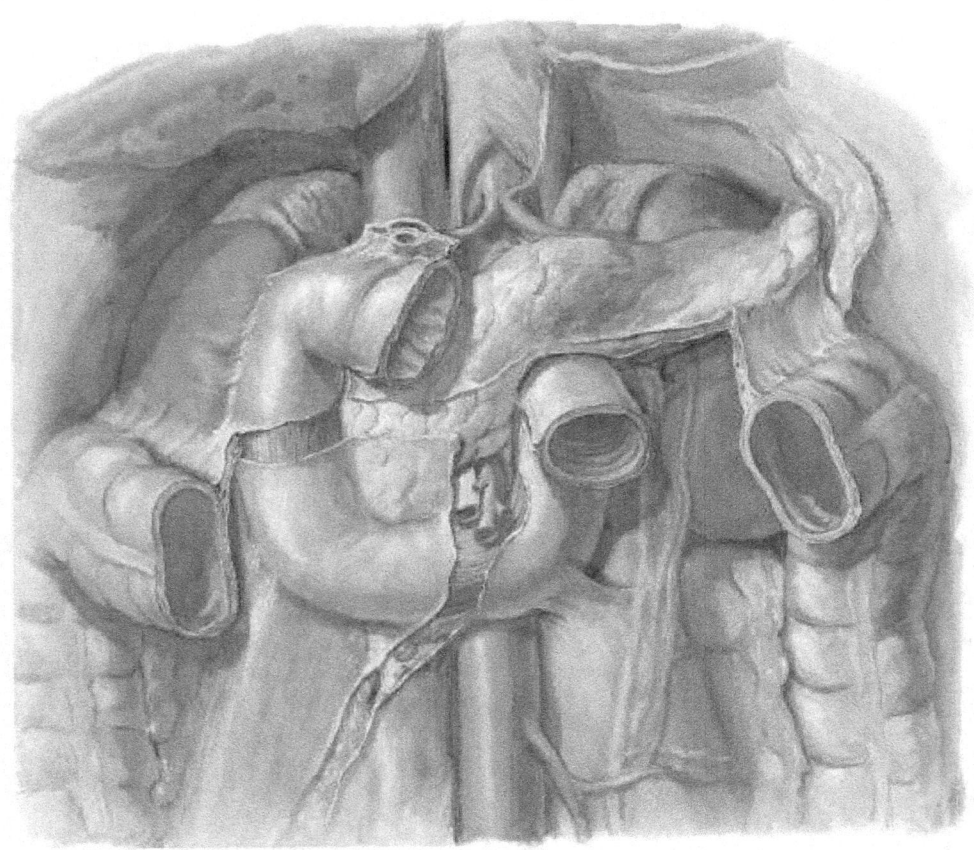

Figura 2.3.b: Veduta frontale del duodeno; è possibile apprezzare la tipica forma a "C", ed il pancreas quasi totalmente da esso avvolto.

La parte superiore è molto breve e mobile: nel tratto iniziale presenta una dilatazione, il bulbo duodenale; è diretta posteriormente, in alto e a destra e si estende sotto il lobo quadrato del fegato, dal solco pilorico al collo della cistifellea; a livello della cistifellea piega in basso bruscamente, formando la *flessura superiore del duodeno*. La parte discendente prosegue quella superiore ed è lunga quasi il doppio; procede in basso a destra della colonna vertebrale, lateralmente alla testa del pancreas, giunge a livello del polo inferiore del rene destro e volge a sinistra, formando la *flessura inferiore del duodeno*. La parte orizzontale decorre trasversalmente da destra a sinistra davanti al corpo di L3-L4, incrociando i grossi vasi (vena cava superiore e aorta); piega in alto e a sinistra, per poi continuare con la parte ascendente. La parte ascendente sale obliquamente al lato sinistro della colonna vertebrale e dell'aorta, fino a sotto la radice del mesocolon trasverso; giunge all'altezza di L2 e piega anteriormente e in basso, costituendo la flessura duodeno digiunale; continua poi con l'intestino tenue mesenteriale.

Nelle sue diverse parti il duodeno presenta numerosi e importanti rapporti. La parte superiore è in rapporto: in avanti e in alto con il lobo quadrato del fegato e con il collo della cistifellea (può essere connesso alla cistifellea mediante il legamento duodeno cistico); in basso con la testa del pancreas; dietro incrocia il dotto coledoco, l'arteria epatica e la vena porta. La parte discendente è in rapporto: in avanti, dall'alto verso il basso, con il corpo della cistifellea, con il mesocolon e colon trasverso, anse dell'intestino tenue mesenteriale; dietro è in rapporto con: margine mediale del rene destro, vasi renali e pelvi renali, tratto iniziale dell'uretere di destra; lateralmente con lobo destro del fegato, flessura colica destra, parte craniale del colon ascendente; medialmente con la testa del pancreas. L'intersezione del mesocolon trasverso sul duodeno discendente, permette di distinguere il duodeno sovramesocolico, che comprende il primo tratto e parte del secondo, e il duodeno sottomesocolico, che comprende i restanti tratti. La parte orizzontale è in rapporto: in alto con la testa del pancreas, in basso e in avanti con l'intestino tenue mesenteriale, dietro con l'aorta e la vena cava inferiore, in avanti e superiormente con i vasi mesenterici superiori e il mesocolon trasverso. La parte discendente è in rapporto: anteriormente, dal basso verso l'alto, con anse intestinali e mesocolon trasverso, posteriormente con i vasi renali e l'uretere di sinistra, medialmente con il pancreas e con l'aorta addominale. In tutte le porzioni esiste un rapporto tra duodeno e testa del pancreas, circoscritta dall'ansa duodenale.

Per la maggior parte della sua estensione, il duodeno è un organo *retro peritoneale*, in quanto rivestito solo anteriormente dal peritoneo parietale. Solo la porzione *superiore* dell'organo presenta un rivestimento peritoneale completo, fornito dal prolungamento sul duodeno delle lamine peritoneali dello stomaco. La parte *discendente* del duodeno è rivestita dal peritoneo solo sulla faccia anteriore; sul margine destro è incrociata dalla radice del mesocolon trasverso. La parte *orizzontale* è coperta sulla faccia anteriore del peritoneo ed è incrociata dall'estremo superiore della radice del mesentere. La parte *ascendente* è rivestita dal peritoneo nei 2/3 anteriori della sua circonferenza. La parte *superiore* del duodeno è abbastanza mobile, mentre quella orizzontale risulta fissa. Le parti ascendente e discendente risultano di discreta mobilità. La *flessura duodenodigiunale* è totalmente immobile, anche perché è fissata dal *muscolo di Treitz*.

La *superficie interna* del duodeno, si presenta liscia nella parte superiore, mentre a partire dal tratto discendente è provvista di rilievi arcuati, le pieghe circolari o *valvole conniventi*. Tali caratteristiche di configurazione spiegano il diverso aspetto radiologico con mezzo di contrasto: la parte superiore del duodeno si riempie e risulta uniformemente e regolarmente opaca (*bulbo duodenale*), la parte seguente assume un aspetto fioccoso, che presenta un riempimento irregolare, così come in tutto l'intestino tenue. Proprie del duodeno sono: la *piega longitudinale* e le *papille duodenali maggiore e minore*.

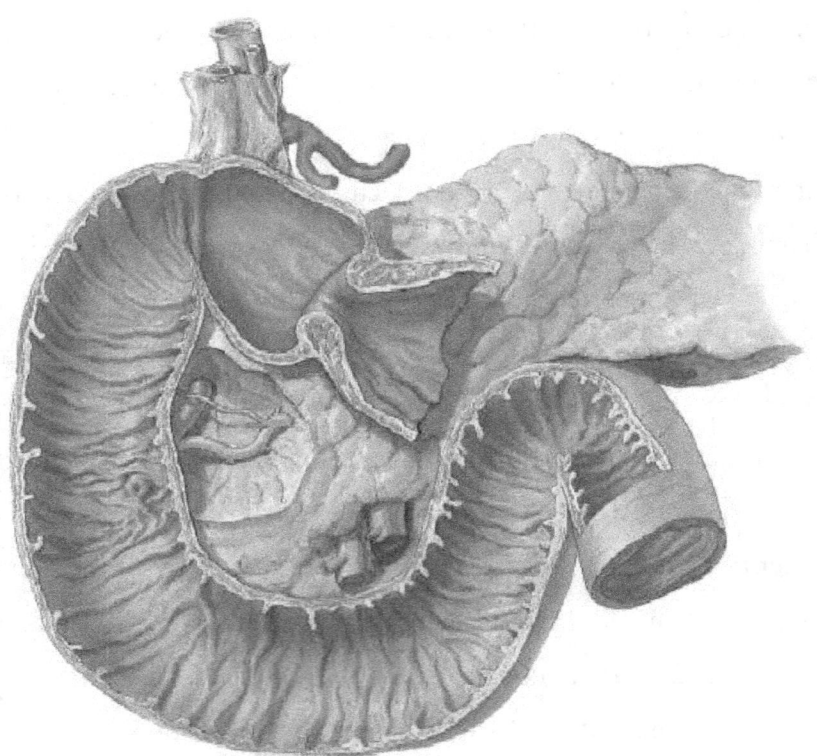

Figura 2.3.c: Veduta della superficie interna del duodeno; in evidenza l'assenza di pieghe nel tratto superiore (bulbo duodenale), la piega longitudinale e le papille maggiore e minore nel tratto discendente medio.

La piega longitudinale è un rilievo allungato della mucosa, esteso per circa 2 cm nel tratto medio della parte discendente, al limite tra parete posteriore e parete mediale;

termina inferiormente nella papilla maggiore ed è determinata dal dotto coledoco, che discendendo solleva e perfora obliquamente la parete duodenale. La papilla maggiore è un rilievo conico della mucosa, in corrispondenza dell'apice. In esso vi sboccano il *dotto coledoco* ed il *dotto pancreatico principale di Wirsung*. Tali due dotti possono sboccare separatamente o dopo essersi riuniti, alla base della papilla, nell'ampolla duodenale. Più in alto e in avanti rispetto alla papilla maggiore, vi è la papilla duodenale minore, determinata dallo sbocco del *dotto pancreatico accessorio di Santorini*.

L'*intestino tenue mesenteriale* è la porzione più lunga dell'intestino, inizia in corrispondenza della *flessura duodenodigiunale*, a sinistra di L2, e termina nella *fossa iliaca destra*, dove sbocca nell'intestino crasso mediante la valvola ileocecale. Anche nel tenue mesenteriale hanno luogo processi di digestione e assorbimento.

L'intestino tenue mesenteriale è lungo circa 6-7 metri, con alta variabilità anatomica, ed ha calibro decrescente da 47 mm a 27 mm. Si possono distinguere 2 porzioni: *digiuno* (2/5 prossimali), ed *ileo* (3/5 distali). Non esiste un limite netto e reale tra questi due segmenti, anche se il digiuno possiede un lume più ampio e una parete più spessa e ricca di villi e ghiandole. Questo tratto di intestino è detto mesenteriale poiché è compreso nel *mesentere*, ampia plica del peritoneo che si distacca dalla parete posteriore dell'addome, raggiungendo, con il margine anteriore, il canale intestinale; questa porzione dell'intestino possiede ampia mobilità e si dispone a circoscrivere molte *anse* o *circonvoluzioni*, mantenendo andamento flessuoso in varie direzioni. Nel complesso si forma la *matassa intestinale*, accolta nell'addome, sotto il mesocolon trasverso, e in parte nella pelvi. Tuttavia, le anse intestinali si dispongono a gruppi abbastanza regolari, soprattutto a causa della posizione della radice del mesentere, che è obliqua dall'alto a sinistra verso destra e in basso.

In avanti e lateralmente le anse sono coperte in parte dal *grande omento*, e attraverso questo sono in rapporto con la parete anterolaterale dell'addome. Posteriormente attraverso il peritoneo parietale posteriore, contraggono rapporti con: porzione inferiore del duodeno, processo uncinato del pancreas, ultime vertebre lombari, vena cava e aorta, reni e ureteri, muscoli grande psoas e quadrato dei lombi. Superiormente prende rapporto con il mesocolon trasverso e il colon trasverso. Attraverso essi con tutti gli organi della loggia sovramesocolico dell'addome. Lateralmente le anse intestinali hanno rapporto a destra con cieco e colon ascendente, a sinistra con colon discendente e colon iliaco.

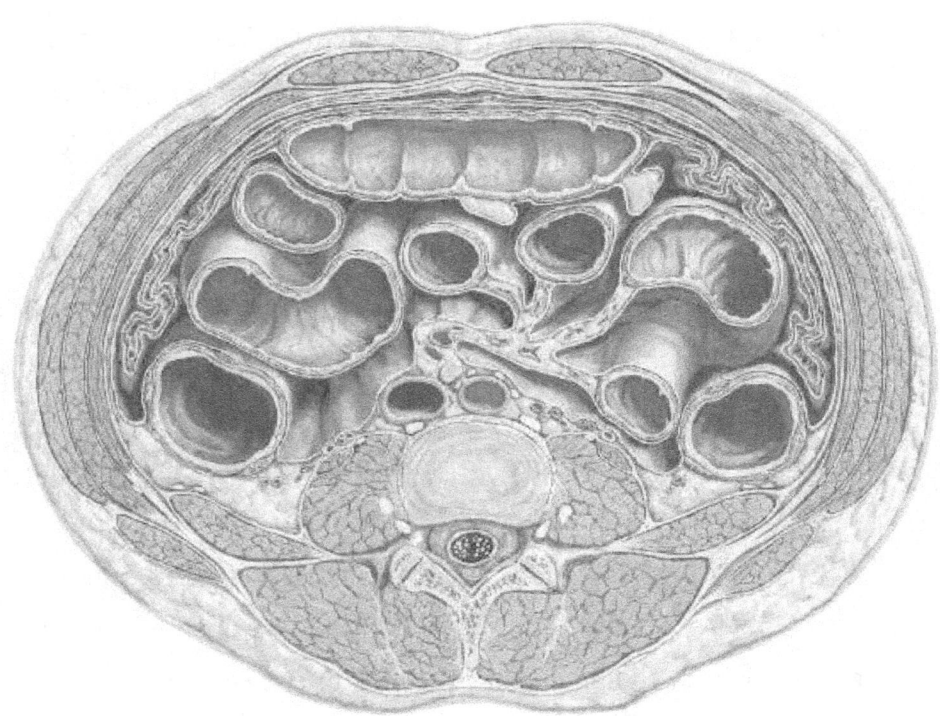

Figura 2.3.d: Sezione assiale dell'addome a livello di L3-L4; si apprezzano: il colon trasverso (in alto), le anse digiunali (nel centro/sinistra, vincolate dai lembi peritoneali), l'ileo (nel centro/destra), il colon ascendente (a destra) ed il colon discendente (a sinistra).

Aperto longitudinalmente, nell'intestino tenue si possono osservare rilievi della sua superficie interna che hanno forma di pieghe sottili disposte trasversalmente al suo asse maggiore, le pieghe circolari: sono sporgenze della mucosa con un asse della sottomucosa; raramente formano un anello per tutta la circonferenza dell'intestino, sono più alte e frequenti nel terzo prossimale del digiuno e scompaiono procedendo distalmente. Al tatto la superficie interna dell'intestino tenue è vellutata, poiché è totalmente tappezzata di villi intestinali, piccoli rilievi conoidi o lamellari della mucosa: questi sono disposti sia sulle pieghe circolari che negli interstizi tra esse; sono alti 0,6-0,4 mm ed hanno una densità fino a 1000 per cm2; si tratta di formazioni specificamente organizzate per l'assorbimento dei materiali nutritizi. La presenza delle pieghe circolari e dei villi produce un aumento notevolissimo della parete intestinale, che permette il migliore assorbimento. Sulla superficie interna delle mucose si trovano dei piccoli rilievi circolari, grandi come la capocchia di uno spillo, disseminati per tutto l'intestino. Sono i noduli linfatici: il loro numero è variabile nei diversi individui; sulla loro superficie non ci sono villi e sono più numerosi nel digiuno. Nel tratto più distale del digiuno e nell'ileo si presentano i noduli linfatici aggregati, formazioni circolari o ellittiche e allungate secondo l'asse maggiore dell'intestino, pianeggianti o infossate, con superficie variabile: sono costituite da un numero variabile di noduli linfatici, sono larghe da pochi mm a parecchi cm, sono oltre 200 nel giovane e si riducono con l'età e sono più frequenti nell'ileo distale, disposte sempre nella porzione convessa di intestino.

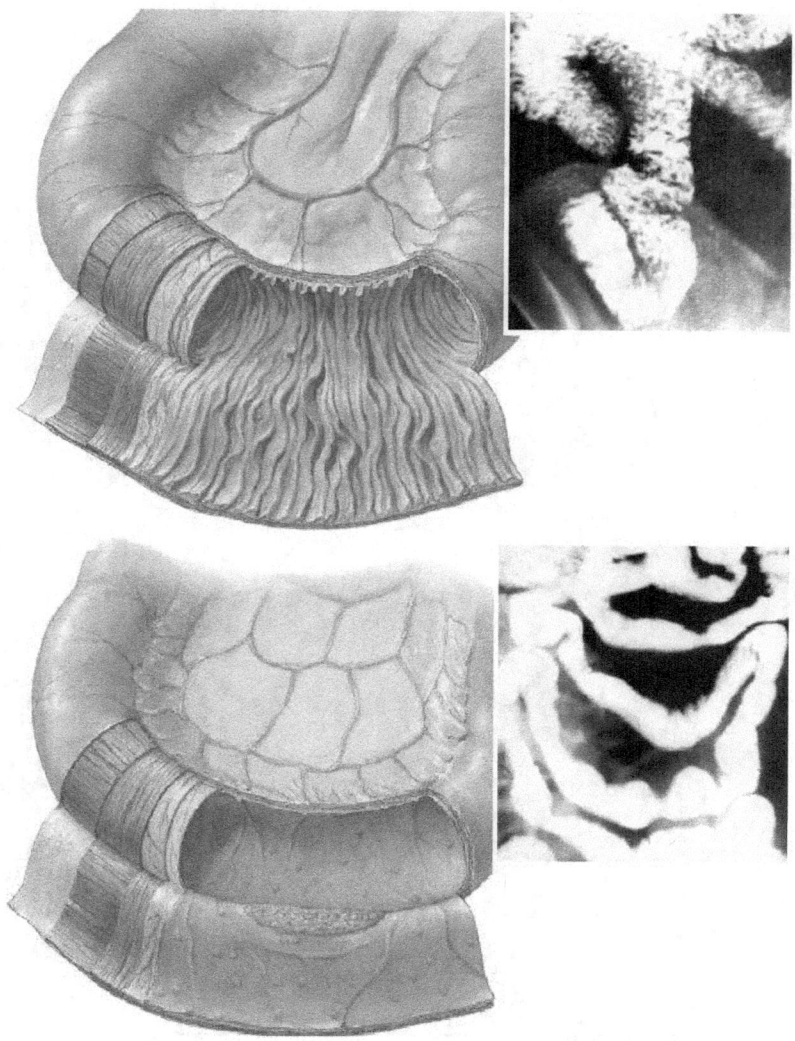

Figura 2.3.e: Confronto tra sezione di un tratto del digiuno (in alto a sinistra) e risultato radiografico dopo somministrazione di M.D.C. (in alto a destra), con un tratto dell'ileo (in basso a sinistra) e relativo risultato radiografico; si nota la presenza cospicua di pieghe circolari nel digiuno piuttosto che nell'ileo, mentre in quest'ultimo abbondano noduli linfatici solitari, con in aggiunta la presenza di noduli linfatici aggregati.

2.4 L'intestino crasso

Il crasso o colon è la porzione terminale dell'intestino, fa seguito al tenue a livello della fossa iliaca destra, dove inizia con una parte a fondo cieco e termina aprendosi all'esterno con l'orifizio anale. Ha una lunghezza complessiva di circa 1,8 m e viene diviso nelle seguenti porzioni: *cieco, colon ascendente, colon traverso, colon discendente, sigma* e *retto.*

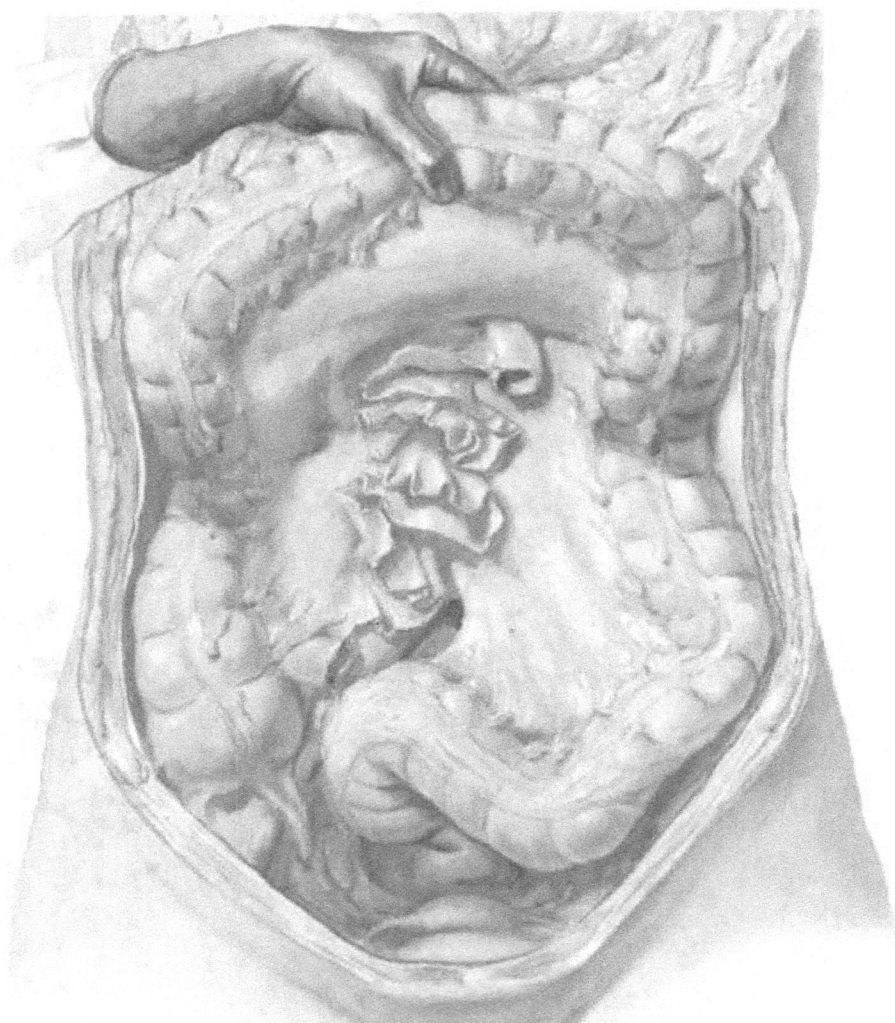

Figura 2.4.a: Visione frontale del colon dopo asportazione del tenue e con colon trasverso sollevato; in senso orario si apprezzano a partire dalla fossa iliaca destra: appendice vermiforme, cieco, colon ascendente, flessura epatica, colon trasverso, flessura splenica, colon discendente, sigma e retto. Al centro duodeno sezionato, pieghe peritoneali e estremità distale dell'ileo.

Il cieco è posto nella fossa iliaca destra e prosegue in alto con il colon ascendente, che raggiunge la faccia inferiore del fegato a livello dell'ipocondrio destro, ove descrive una curva verso sinistra formando la *flessura epatica*. Il colon trasverso si estende dalla flessura destra del colon alla flessura sinistra o *flessura splenica*, ossia dall'ipocondrio destro all'ipocondrio sinistro, e continua nel colon discendente. Quest'ultimo, con decorso verticale, si estende sino la fossa iliaca sinistra, ove ha origine il sigma, che all'altezza della terza vertebra sacrale prosegue nel retto. L'intestino crasso differisce dal tenue per calibro e lunghezza, mezzi di fissità, configurazione esterna e interna, struttura e funzioni. Il crasso è più grosso, più corto e più fisso rispetto al tenue. Nel tratto iniziale presenta una circonferenza di 28 cm che poi si riduce gradualmente a 14 cm nel colon discendente, per aumentare a 17-19 cm a livello della porzione pelvica del sigma e della prima porzione del retto (ampolla). L'ultima porzione del retto, il canale anale, è molto ristretta, e si apre nel perineo posteriore tramite l'orifizio anale.

Il **cieco**, primo tratto dell'intestino crasso, ha forma emisferica irregolare, con il fondo in basso. È separato dal colon ascendente mediante due solchi: il *solco anteriore*, a leggera concavità inferiore, dalla parte anteriore dell'estremità terminale dell'ileo alla tenia anteriore del crasso; il *solco posteriore*, obliquo dall'alto in basso e dall'interno all'esterno, si porta dalla faccia posteriore del tratto terminale dell'ileo alla tenia posteriore del crasso. Internamente, il limite è dato da un piano passante per la *valvola ileocecale*. La parte più profonda del cieco, il fondo, è liscia, mentre per il resto si solleva in gibbosità; sulla faccia mediale del cieco, sotto e dietro la valvola ileocecale, si trova l'*orifizio* che immette nell'appendice vermiforme. Le tenie del crasso originano dal cieco, a livello dell'attacco dell'appendice vermiforme, potendo distinguere quindi: *tenia mediale*, *tenia anteriore*, *tenia posteriore*. Il cieco è completamente rivestito dal peritoneo.

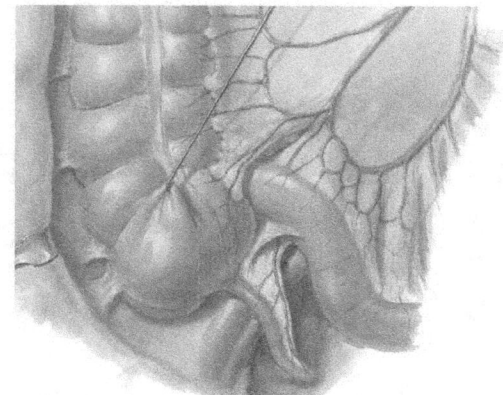

Figura 2.4.b: Fondo cieco sollevato; si apprezzano l'estremità distale dell'ileo, l'appendice vermiforme, il colon ascendente, la tenia anteriore, mentre quella mediale è a contatto con il peritoneo.

Nel cieco si possono distinguere quattro facce: la faccia anteriore, la faccia posteriore, la faccia mediale e la faccia laterale. La faccia posteriore e la faccia laterale entrano in rapporto con il peritoneo parietale che tappezza la fossa iliaca; sotto di esso si trova la *fascia iliaca*, che ricopre il muscolo iliaco. La faccia anteriore è in contatto con la parete addominale anteriore. La faccia mediale è in rapporto con il muscolo psoas, i vasi iliaci esterni e le anse dell'intestino tenue mesenteriale. Nella parte superiore della faccia mediale si trova lo sbocco dell'ileo, in corrispondenza del quale è situata la *valvola ileocecale*.

La **valvola ileocecale**, o ileocolica, è formata da due spesse pieghe che sporgono nel cieco e con il loro margine libero delimitano l'*orifizio ileocecale*; sono presenti un *labbro superiore*, semilunare, orientato come una lamina trasversale, e un *labbro inferiore*, più ampio, ha forma semiellittica e orientamento obliquo, quasi prossimo al piano verticale. In corrispondenza delle estremità anteriore e posteriore dell'orifizio ileocecale, i labbri si riuniscono per formare le commessure della valvola, che proseguono anteriormente e posteriormente in due lamine: i *frenuli*. Date le caratteristiche costitutive, la valvola ileocecale consente il libero afflusso del contenuto intestinale dall'ileo al cieco e ne impedisce il reflusso.

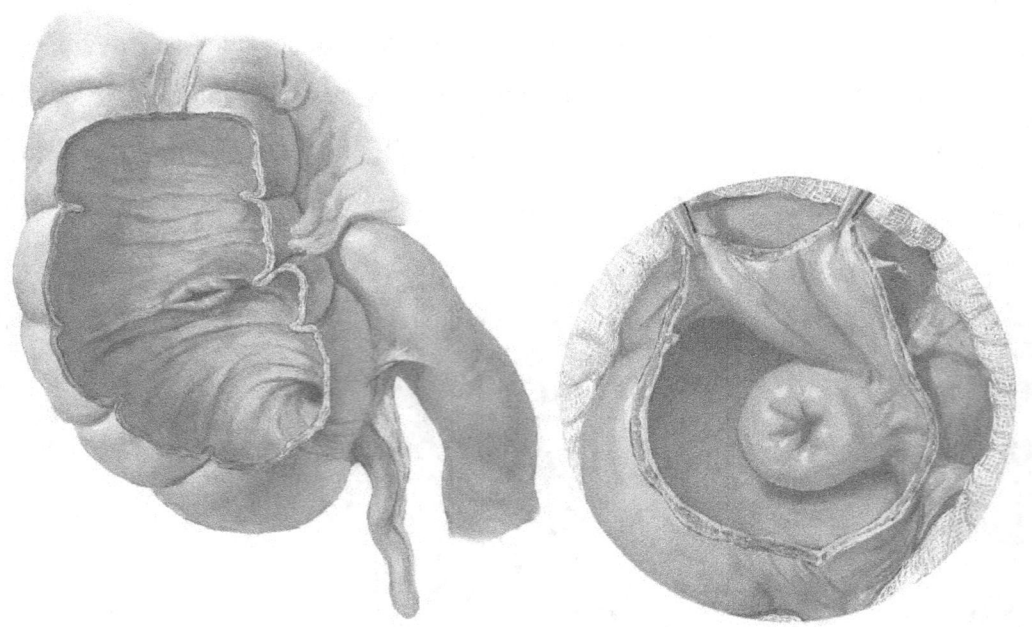

Figura 2.4.c: Vista della valvola ileocecale dall'interno del cieco. A sinistra nella tipica configurazione "a labbra": si notano i frenuli e l'orifizio dell'appendice vermiforme; a destra la peculiare caratteristica di valvola "a papilla".

L'*appendice vermiforme* è un condotto cilindrico, molto sottile, che dalla parete mediale del cieco, 2-3 cm sotto l'orifizio ileocecale, termina con una estremità libera che volge per lo più inferiormente; è sottesa da una piega peritoneale, il mesenterico, che dall'appendice si porta al cieco e al tratto terminale del mesentere. Ha forma cilindro conica, con lunghezza di 6-10 cm e diametro di 5-8 mm; in tutte le sue caratteristiche presenta tuttavia una notevole variabilità anatomica: molte delle anomalie dell'appendice dipendono da un mal posizionamento del cieco. L'appendice, partendo dalla sua origine, può dirigersi: in alto, dove o si pone sulla faccia posteriore del cieco oppure ne supera il fondo portandosi sulla faccia anteriore; in basso, dove entra in rapporto con il muscolo psoas e si addentra nella piccola pelvi; lateralmente corrisponde al muscolo iliaco; medialmente si trova sotto e dietro il tratto terminale dell'ileo, entrando in contatto con le anse del tenue. Qualsiasi sia l'orientamento dell'appendice, è costante la sua origine rispetto al cieco: il *punto di McBurney*, che proiettato sulla parete addominale anteriore, corrisponde a metà di una linea tra la spina iliaca anteriore superiore all'ombelico; il *punto di Lanz*, che è il punto di unione del terzo laterale destro con gli altri 2/3 della linea bisiliaca.

Il **colon ascendente** decorre quasi verticalmente, dal basso verso l'alto e dall'avanti all'indietro: decorre dal cieco fino alla flessura destra del colon; all'inizio è accolto, per breve tratto, nella fossa iliaca destra, per passare poi nel fianco destro. La sua lunghezza varia in relazione alla posizione che assumono il cieco e la flessura destra, ma nella maggior parte dei casi è circa 12-15 cm. Il colon ascendente è un tratto *retroperitoneale*, in quanto il peritoneo lo riveste solo sulle facce anteriore, laterale e mediale; ai lati torna a rivestire le pareti addominali. Le tenie del crasso ascendente sono: *anteriore*, *posterolaterale* e *posteromediale*.

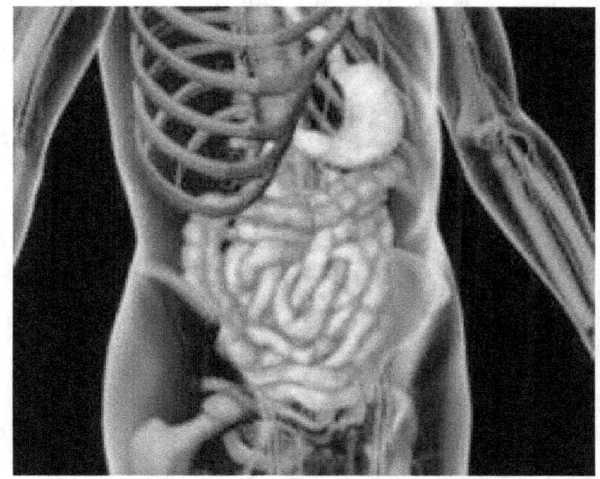

Figura 2.4.d: Ricostruzione tridimensionale che individua la collocazione e i rapporti del colon con intestino e gli altri organi della digestione; si nota particolarmente come il colon ascendente decorra verso l'alto in senso posteriore.

La faccia anteriore può giungere in contatto con la parete addominale anteriore ed è per varia estensione ricoperta dalle anse dell'intestino tenue. La faccia posteriore è in contatto con muscolo iliaco, muscolo quadrato dei lombi, muscolo trasverso dell'addome, parte inferiore della faccia anteriore del rene destro. La faccia laterale è in rapporto con la parete addominale laterale e con la faccia inferiore del lobo destro del fegato; delimita lo *spazio parietocolico destro*. La faccia mediale è in rapporto con il muscolo psoas, anse intestinali, uretere, vasi genitali, e chiude lo *spazio mesenteriocolico destro*.

La ***flessura destra*** del colon è un segmento di colon compreso tra i tratti ascendente e trasverso; è foggiato ad angolo acuto o retto che si apre in avanti, in basso e medialmente, è situata nell'ipocondrio destro. Si pone in rapporto: anteriormente con la faccia inferiore del lobo destro del fegato e con la cistifellea; posteriormente con la parte inferiore della faccia anteriore del rene destro e porzione discendente del duodeno. Il peritoneo, sulla flessura colica destra, si dispone a formare un piccolo *meso* che prosegue medialmente con il mesocolon trasverso; può esistere un *legamento epatocolico*, dalla flessura alla faccia inferiore del fegato; può essere affiancato anche dal *legamento colecistocolico*, che dalla faccia inferiore della cistifellea si porta all'estremità destra del colon trasverso; normalmente esiste anche il *legamento frenocolico destro*, più piccolo dell'omonimo sinistro, che collega il colon al diaframma attraverso un tratto fibroso. Nonostante sia in un meso, dunque, la flessura risulta praticamente fissa in relazione a tutti i vari legamenti.

Il ***colon trasverso*** è il tatto di colon compreso tra le due flessure, con decorso dall'ipocondrio destro, passando per il mesogastrio, all'ipocondrio sinistro; si presenta incurvato, con concavità superiore. Nella parte più curva, può raggiungere l'ipogastrio, assumendo decorso flessuoso. È completamente avvolto dal peritoneo, che forma il mesocolon trasverso: questo si porta dalla parete intestinale alla parete addominale posteriore, che raggiunge secondo una linea obliqua da sinistra a destra e dall'alto in basso. La radice del mesocolon trasverso rappresenta il punto in cui le due lamine continuano nel peritoneo parietale; la radice, incrocia, da sinistra a destra: faccia anteriore del rene sinistro, margine inferiore della coda del pancreas, flessura duodeno digiunale, faccia anteriore della testa del pancreas, porzione discendente del duodeno. Le tenie del colon trasverso si dispongono in maniera *inferiore*, *posterosuperiore* e *posteroinferiore*.

Il colon trasverso contrae rapporti: anteriormente con il grande omento e parete addominale anteriore; posteriormente con faccia anteriore del rene destro, parte discendente del duodeno, testa del pancreas, faccia anteriore del rene sinistro; in alto con faccia inferiore del lobo sinistro del fegato, cistifellea, corpo e grande curvatura dello stomaco (connesso mediante il *legamento gastrocolico*); in basso con le anse dell'intestino tenue.

Posta tra colon trasverso e discendente, la ***flessura sinistra*** o lienale si presenta come un tratto di colon incurvato ad angolo acuto aperto in basso, in avanti e medialmente. È mantenuta in sede dal legamento frenocolico sinistro, che si distacca dall'angolo superiore della flessura e raggiunge il diaframma; tale legamento si rapporta con il polo inferiore della milza, sostenendola. La flessura colica sinistra contrae rapporti: anteriormente con il corpo dello stomaco; posteriormente con la faccia anteriore del rene e surrene sinistro; lateralmente con il polo inferiore della milza.

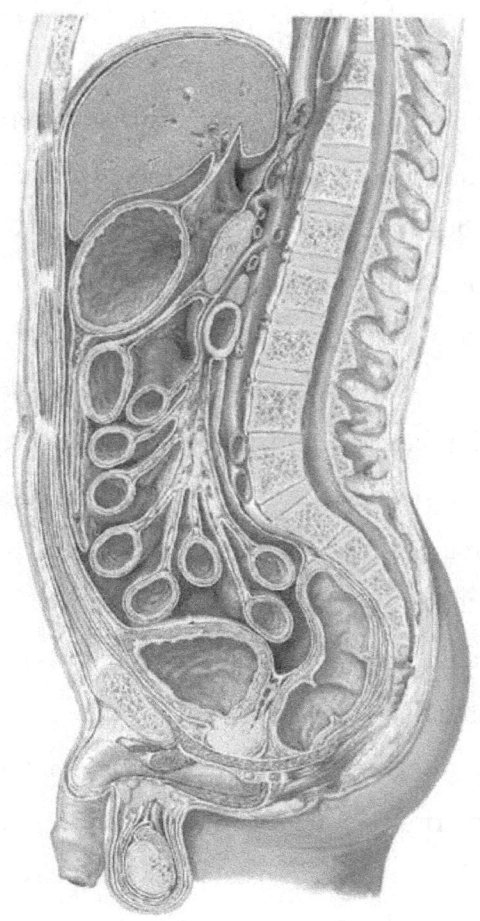

Figura 2.4.e: Sezione sagittale dell'addome; dall'alto verso il basso si apprezzano: fegato, stomaco e pancreas, duodeno orizzontale, colon trasverso, anse del tenue, vescica e retto.

Il *colon ileopelvico* o **sigmoideo** è situato nella fossa iliaca e passa nella piccola pelvi. In base al decorso si considerano: tratto *iliaco* e tratto *pelvico*.

Il **colon iliaco** decorre dalla cresta iliaca sinistra fino al margine mediale del muscolo psoas; forma una curva con concavità superiore, è avvolto incompletamente dal peritoneo nella parte alta, nel tratto inferiore il rivestimento sieroso si completa, formando un piccolo meso, il mesocolon ileopelvico, che prosegue anche in direzione del colon pelvico. Il colon iliaco si pone in rapporto anteriormente, superiormente e ai lati con le anse dell'intestino tenue, mentre dietro si rapporta con muscoli psoas e iliaco.

Il **colon pelvico** fa seguito al tratto iliaco e decorre con direzione lateromediale nella piccola pelvi, addossato alla parete posteriore di questa fino a livello di S3, dove prosegue nel retto; si applica inizialmente alla parete sinistra della piccola pelvi, raggiunge il pavimento pelvico dirigendosi verso il basso e portandosi verso destra, con ampia curva in alto e indietro. Giunto alla parete destra della piccola pelvi ripiega indietro e in dentro, raggiungendo la linea mediana; successivamente scende fino a livello della sua terminazione nel retto. Il peritoneo riveste interamente il colon pelvico, formando il mesocolon ileopelvico: una piega del peritoneo che raggiunge la parete posteriore dell'addome e della pelvi, dove continua nel peritoneo parietale. Il colon pelvico entra in rapporto: anteriormente con la vescica nel maschio e con l'utero e i legamenti larghi nella femmina; posteriormente con la faccia anteriore del sacro; a sinistra con l'uretere e i vasi genitali sinistri; superiormente con l'intestino tenue; inferiormente si porta nel cavo rettouterino della femmina e in quello rettovescicale nel maschio.

L'**intestino retto** segue il colon pelvico e si apre esternamente con l'ano dopo un decorso di circa 15 cm. Inizia nella piccola pelvi e prosegue attraverso il perineo posteriore, pertanto si distinguono due porzioni, delimitate dall'inserzione del muscolo elevatore dell'ano: ampolla rettale, *parte pelvica*, dilatata; canale anale, *parte perineale*, più ristretta. Inizialmente il retto corrisponde alla 3° vertebra sacrale, per poi discendere sulla faccia anteriore del sacro e del coccige con una curva sacrale (una curvatura sagittale a concavità anteriore) e una curva perineale (curva convessa in avanti, che inizia in prossimità dell'apice della prostata nel maschio e della parte media della vagina nella femmina). La superficie esterna del retto pelvico possiede sulle pareti laterali alcuni solchi trasversali a varia profondità: corrispondono a ripiegatura interna simile alle pieghe semilunari presenti nel colon.

Nel *retto pelvico* del maschio la parte peritoneale è a contatto anteriormente con le anse del tenue e corrisponde al cavo retto vescicale; la parte sottoperitoneale è in rapporto con trigono vescicale, faccia posteriore della prostata, condotti deferenti e vescichette seminali. Tra il retto e tutti questi organi si trova una lamina fibrosa a disposizione frontale: la fascia rettovescicale o aponeurosi prostatoperitoneale.

Nel retto pelvico della femmina, la parete anteriore della parte peritoneale del retto è verso il cavo rettouterino, in cui sono accolte alcune anse del tenue; la parte sottoperitoneale è in rapporto con la parete posteriore della vagina, separata attraverso il setto rettovaginale. La parete posteriore del retto pelvico è priva di rivestimento peritoneale ed è in rapporto con gli ultimi 3 segmenti sacrali e con il coccige, muscoli elevatore dell'ano, piriforme e coccigei, plesso sacrale. Tra l'intestino e il piano osseo si delimita uno spazio retrorettale pieno di tessuto adiposo: vi decorre l'arteria sacrale media, che termina inferiormente nel glomo coccigeo (piccola massa applicata all'estremità posteriore del rafe ancococcigeo, sotto l'apice del coccige). Le pareti laterali del retto, rivestite solo nella parte superiore e anteriore, sono in rapporto: nella parte peritoneale con i recessi pararettali, situati tra le pareti rettali e le pareti laterali della piccola pelvi; nella parte sottoperitoneale, rivestita dalla fascia del retto, con i rami dell'arteria iliaca interna, il plesso ipogastrico, le vescichette seminali e i condotti deferenti, il muscolo elevatore dell'ano. Lateralmente e posteriormente al retto si trovano ancora: le arterie sacrali laterali (iliaca interna), 4° e 5° nervo sacrale, tronco del simpatico sacrale con i suoi gangli.

I rapporti del *retto perineale* differiscono nei due sessi; in entrambi, tuttavia, la parete posteriore del retto perineale è in rapporto con i muscoli elevatore dell'ano e con lo sfintere esterno dell'ano.

Nel maschio, anteriormente il retto perineale è in rapporto con l'apice della prostata, con la parte membranosa e il bulbo dell'uretra e con le ghiandole bulbo rettali. Tra retto perineale e organi che stanno davanti, si delimita il *trigono rettouretrale*, in cui si trovano: muscolo elevatore dell'ano, muscolo sfintere esterno dell'ano, muscolo trasverso superficiale del perineo e muscolo bulbo cavernoso.

Nella femmina il retto perineale è anteriormente in rapporto con la parete posteriore della vagina. Tra il retto perineale e la vagina si determina il *trigono rettovaginale*, in cui si trovano, immersi in connettivo denso, parti dei muscoli: sfintere esterno dell'ano, trasverso superficiale del perineo, costrittore della vagina (bulbo cavernoso).

I mezzi di fissità del retto sono dati da peritoneo, fascia pelvica, muscolo elevatore dell'ano, addensamenti fibrosi che si costituiscono attorno ai vasi rettali.

3. Istologia e fisiologia del colon

3.1 Generalità sull'intestino crasso

Come affermato nel precedente capitolo, il colon inizia allo sfintere ileo-ciecale nella fossa iliaca destra e termina all'altezza di S3, finendo nel retto; insieme a quest'ultimo costituisce l'intestino crasso. La lunghezza del colon è stata stimata a 142 cm in media, con ampie variazioni da 99 a 198 cm. La lunghezza del colon ascendente e di quello discendente è pressoché costante, in media 20 cm e 22cm rispettivamente, mentre le variazioni sono a carico del colon trasverso e del sigma. Il colon incornicia da tre lati il tenue, lasciando libera la comunicazione con il piccolo bacino sul lato inferiore.

Le principali differenze rispetto al tenue possono sono le seguenti: innanzitutto il colon è relativamente statico, poiché solo il colon trasverso ed il sigma sono provvisti di meso; il diametro del colon è maggiore di quello del tenue ed esso diminuisce dal cieco al sigma passando da circa 6 cm a circa 2,5 cm; la muscolatura longitudinale esterna è, per la maggior parte, riunita in tre nastri longitudinali (tenie) a 120 gradi circa della larghezza di 0,8 cm; infine fra le tenie il colon è tipicamente sacculato, con formazione delle *haustra*. Haustrum (secchio per attingere l'acqua) descrive bene la forma di queste concavità, separate dalle *pliche semilunari*, le quali sporgono nel lume a tutto spessore, mantenendo una distanza maggiore rispetto alle valvole conniventi del tenue.

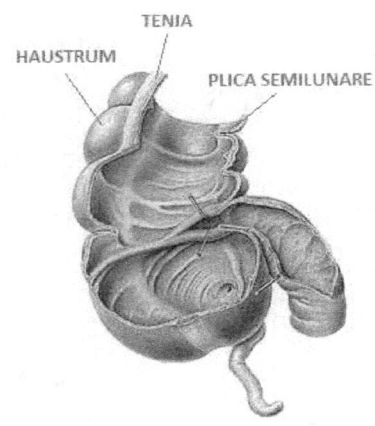

Figura 3.1: Spaccato del colon; oltre alla parte terminale del tenue, al fondo cieco, all'appendice ed al primo tratto del colon ascendente, si apprezzano la struttura delle haustra, le pliche semilunari ed una porzione di tenia.

3.2 Istologia dell'intestino crasso

Il grosso intestino presenta come il tenue quattro tonache concentriche, salvo che nelle aree di fissazione alla parete addominale posteriore, ove manca il rivestimento del peritoneo viscerale.

Il primo strato è quello della **tonaca sierosa**: è costituita dal peritoneo (uno strato di cellule endoteliali appiattite che riposano su una ben sviluppata membrana elastica) e dalla sottostante sottosierosa (sottile strato di tessuto connettivo ed adiposo contenente vasi sanguigni e linfatici); a differenza dell'intestino tenue, la lamina elastica sottoperitoneale nel colon è meglio sviluppata, ma di maggiore rilevanza è la presenza di *appendici epiploiche*, piccole masse allungate di grasso coperte da peritoneo.

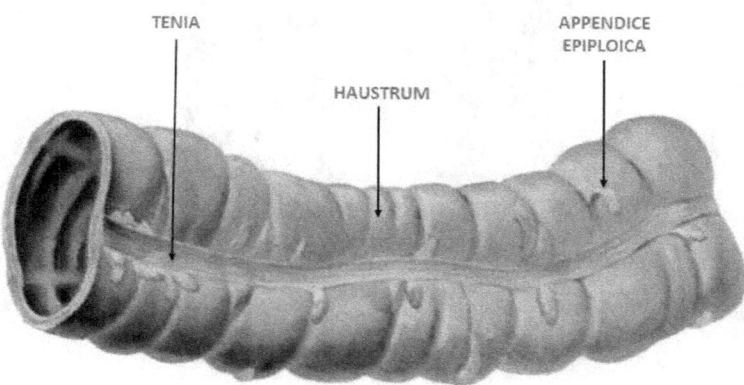

Figura 3.2.a: Sezione di colon trasverso; in evidenza la classica struttura saccata (haustra), la tenia e le appendici epiploiche.

Proseguendo internamente troviamo la **tonaca muscolare**, che consiste in due strati di muscolatura liscia: quello esterno si sviluppa longitudinalmente, quello interno in senso circolare ed è assai più spesso dell'interno. Sia le tenie che la muscolatura circolare sono sottili nel colon prossimale e si ispessiscono gradualmente verso il giunto sigma-retto. Le tenie sono assai resistenti, le loro fibre muscolari sono in continuità con la rimanente muscolatura longitudinale e presentano interconnessioni con la muscolatura circolare. Quest'ultima è divisa in anelli circolari separati da tessuto connettivo ed interconnessi a rete. La tonaca muscolare è attraversata ad intervalli regolari dai vasi arteriosi e venosi.

Il terzo strato è quello della **sottomucosa**, composta di collagene, fibre reticolari e fibre elastiche; contiene inoltre una fitta rete di vasi sanguini e linfatici.

Il quarto ed ultimo strato è quello della **mucosa**, nella quale è possibile distinguere, dall'esterno verso l'esterno ulteriori 3 strati: la *muscolaris mucosae* (sottile strato di fibre muscolari lisce e a prevalente decorso longitudinale), la *lamina propria* (sottile strato di tessuto connettivo) e lo *strato epiteliale*, che per via dell'assenza dei villi intestinali conferisce un aspetto piatto alla superficie interna del colon, a differenza del tenue.

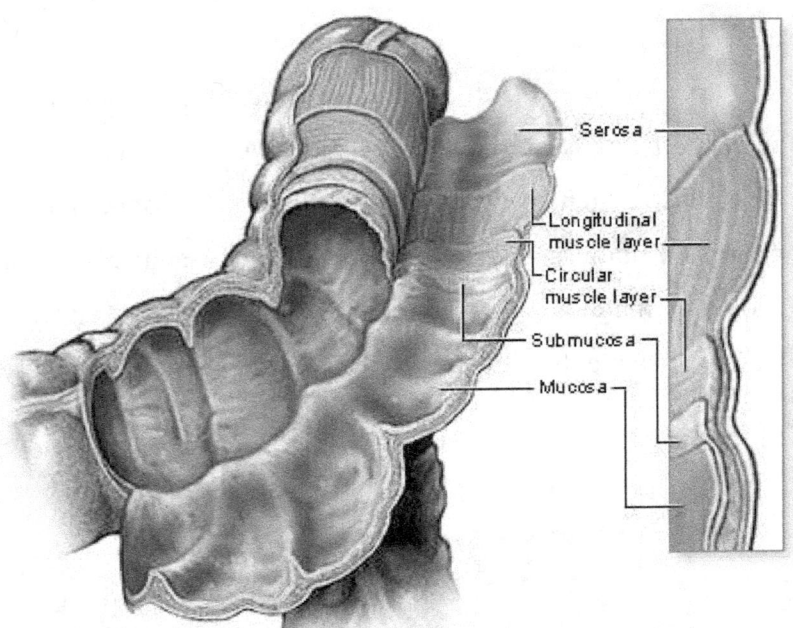

Figura 3.2.b: Istologia del colon; lo spaccato mette in mostra tutti gli strati che lo compongono: tonaca sierosa, tonaca muscolare (longitudinale e circolare), sottomucosa e mucosa.

3.3   Fisiologia e motilità del colon

A livello del tenue viene completata la digestione degli alimenti e buona parte dei princìpi nutritivi ottenuti (circa il 90%) viene assorbita. La funzione primaria dell'intestino crasso è dunque quella di accumulare i residui del processo digestivo e favorirne l'espulsione.

La capacità assorbente del crasso è comunque importante poiché, soprattutto a livello del colon, si ha un notevole assorbimento di acqua ed elettroliti. Tanto più i prodotti digestivi rimangono nel crasso e tanto maggiore sarà il riassorbimento di acqua e sali. Tale fenomeno diventa evidente in caso di diarrea (perdita di sali ed acqua) o di stitichezza (feci particolarmente dure, compatte e disidratate).

Nell'intestino crasso vengono assorbite anche vitamine, non tanto quelle introdotte con gli alimenti (già assorbite a livello del tenue), ma soprattutto quelle prodotte dai miliardi di batteri simbionti che popolano il colon. Tali microorganismi sintetizzano in particolare la vitamina K ed alcune vitamine del gruppo B. Per vivere, la flora batterica intestinale ricava l'energia necessaria al proprio sostentamento dalla digestione della fibra alimentare e di altri prodotti (soprattutto zuccheri) che risultano indigeribili all'uomo. Dalla degradazione batterica della fibra si formano acidi grassi a catena corta, in particolare acido butirrico ed acido propionico, anch'essi assorbiti a livello del crasso. Il nostro organismo è in grado di utilizzare tali acidi grassi per ricavare energia. Per questo motivo non è corretto affermare che la fibra è priva di calorie, senza specificare che il suo modesto apporto calorico viene compensato dalla perdita di nutrienti legata alle sue proprietà chelanti e lassative. L'acido butirrico prodotto dalla flora batterica che popola l'intestino crasso sembra avere un effetto protettivo contro il cancro al colon. Da qui nasce la raccomandazione salutistica di arricchire la propria dieta con un'ampia varietà di vegetali freschi ed alimenti integrali, spesso esclusi dalle abitudini dietetiche degli occidentali.

L'intestino crasso funge anche da "deposito" per le feci, grazie ad un diametro decisamente superiore rispetto a quello dell'intestino tenue. Come ricordato in precedenza, il colon ha anche la proprietà di concentrare i residui della digestione e, in ultimo luogo, di favorirne l'espulsione. Assorbendo acqua ed aumentando la massa fecale, la fibra alimentare e gli integratori che la contengono stimolano la motilità intestinale, facilitando l'evacuazione. Quando non vengono supportati da un'abbondante apporto di liquidi, gli effetti lassativi della fibra sono invece modesti.

Il colon è soggetto a diverse tipologie di movimenti, che possono essere suddivisi in: movimenti di segmentazione, movimenti di massa e movimenti di retropulsione.

I primi, i *movimenti di segmentazione*, sono dei movimenti di rimescolamento e solo di rado sembrano produrre brevi spostamenti del contenuto intestinale, costituendo un'attività notevole del colon poiché questo movimento in realtà ostacola la progressione del contenuto colico e facilità l'assorbimento di acqua e sostanze nutritive, poiché in caso contrario, il colon sarebbe un semplice "tubo", facilmente percorso dal suo contenuto (vedi forme di diarrea con atonia del colon). Dal punto di vista manometrico si tratta di onde a pressione positiva non propagantesi. I movimenti di massa sono i principali responsabili dello spostamento anterogrado de contenuto intestinale e sono ben visibili nel colon trasverso e nel discendente dove sono più frequenti. I secondi, o *movimenti di massa*, sono i principali responsabili dello spostamento anterogrado del contenuto intestinale e sono più frequenti nel colon trasverso e nel discendente. Sono stati studiati con la tecnica cinemanometrica; in un segmento di 35-40 cm scompare la normale lustratura della mucosa con restringimento del calibro del viscere, quindi parte una contrazione come una sorta di "anello" che si propaga in senso aborale a 2-3 cm/sec.

I *movimenti retro peristaltici* determinano degli spostamenti del contenuto intestinale in direzione inversa alla normale progressione e possono essere sfruttati per introdurre dei medicamenti per via rettale, per esempio, come la classica supposta di paracetamolo o meglio i clisteri antiinfiammatori di mesalazina. Infine ricordiamo che l'ileo si svuota per movimenti del cieco ogni 30 sec. mediante apertura della valvola ileocecale, che regola lo svuotamento dell'ileo e ne previene il reflusso.

L'attività contrattile della muscolatura liscia del colon è controllata e coordinata da vari meccanismi. La regolazione miogenica è frutto dell'attività elettrica intrinseca della muscolatura liscia che dipende dalle cellule muscolari stesse che si depolarizzano spontaneamente come una sorta di pacemaker e si parla di *potenziali elettrici di controllo* (E.C.P.), mentre i vari potenziali costituiscono la E.C.A. o attività elettrica di controllo. Nella muscolatura colica ed in quella intestinale c'è un'attività elettrica di base costituita da onde lente in cui si inseriscono periodicamente degli spikes. La regolazione nervosa del movimento del colon si attua mediante i *plessi mioenterici di Auerbach* e *plesso sottomucoso di Meissner* (componente nervosa intrinseca) e da una componente nervosa estrinseca costituita dalle *fibre pregangliari del parasimpatico* e da quelle *post-gangliari del simpatico*. Ne deriva che il tubo intestinale, per così dire, sente la presenza del contenuto e si contrae per riflesso, ricevendo la sensazione del contenuto del lume attraverso le cellule del plesso sottomucoso. Ma non è così semplice, poiché ancora esistono una serie di sostanze che vengono prodotte e che sono coinvolte nel movimento del colon (*sostanza P, VIP, encefaline, serotonina, somatostatina, met-enk ecc*). Si tratta della regolazione ormonale, ma questa ha un effetto meno importante nella coordinazione dell'attività motoria del colon.

L'innervazione simpatica deriva dagli ultimi segmenti toracici per il colon destro e dai primi tre lombari per il colon sinistro ed il retto. Le *fibre parasimpatiche* dal nervo vago per il colon destro e tramite i nervi erigenti dal II-III-IV nervo sacrale per il colon sinistro ed il retto. Il sistema simpatico col mediatore adrenalina inibisce la peristalsi mentre il parasimpatico, con la acetilcolina, la stimola.

4. Patologie a carico del colon

Le principali malattie o patologie del colon sono le ***malattie infiammatorie croniche*** ed i ***tumori dell'intestino***. Esistono poi le ***malattie funzionali*** del colon, come la *diarrea* funzionale e la *stipsi* o stitichezza da rallentato transito. Le malattie infiammatorie sono la *rettocolite ulcerosa*, il *morbo di Crohn* e le *coliti aspecifiche*. I tumori del colon sono i *polipi del colon*, i *tumori adenomatosi* dell'intestino ed il *cancro del colon* o *cancro del retto*. Un'altra malattia funzionale del colon molto importante e diffusa è la *sindrome del colon irritabile* o *colite spastica* o *colite* impropriamente detta.

4.1   Malattie infiammatorie

Le malattie infiammatorie croniche intestinali (in inglese "IBD", *Inflammatory Bowel Disease*), comprendono il *morbo di Crohn* e la *rettocolite ulcerosa*. Si calcola che in Italia circa 200.000 persone siano oggi affette da queste patologie. Negli ultimi 10 anni la diagnosi di nuovi casi e il numero di ammalati sono aumentati di circa 20 volte. Le IBD colpiscono con la stessa frequenza i due sessi, con un esordio clinico che in genere si colloca fra i 15 e i 45 anni.

Le IBD sono *malattie idiopatiche*, ovvero a causa sconosciuta. L' ipotesi patogenetica prevalente è quella di una reazione immunologica abnorme da parte dell'intestino nei confronti di antigeni (per esempio batteri normalmente presenti nell'intestino). Questo squilibrio immunologico può instaurarsi per un'alterata interazione tra fattori genetici propri dell'individuo e fattori ambientali. E' noto che le IBD presentano una certa "familiarità", ovvero la tendenza ad un maggior rischio nei parenti delle persone affette, ma non sono malattie ereditarie. Recentemente è stato individuato un gene chiamato NOD2 che, se mutato, rende più suscettibili alla malattia di Crohn. Tra i fattori ambientali il più importante è il fumo che, curiosamente, predispone al morbo di Crohn ma sembra essere protettivo nei confronti della rettocolite ulcerosa. Anche situazioni di disagio psichico (come ansia e depressione) possono essere coinvolte.

4.1.1 Il Morbo di Crohn

La patologia del *Morbo di Crohn* venne descritta per la prima volta da Morgagni nel 1761, che parlò di una "flogosi intestinale specifica"; in seguito tale patologia venne descritta a partire dal 1889 al 1931 da Dalziel, Weiner, Moschowitz, Wilensky, Goldfarb; si deve a Crohn e Ginzburg, comunque, la descrizione magistrale nosografica della malattia, che da lui prese il nome di M. di Crohn.

Il M.d.C. è una condizione cronica di flogosi che si localizza specialmente all'ileo ed al colon prossimale, in maniera discontinua, lungo l'asse longitudinale, con complicanze che interessano tutti gli strati della parete; tali complicanze non sono solo intestinali ma anche extra. Il M.d.C. si caratterizza per uno stato di prolungata risposta immunitaria a vari agenti eziologici: fattori ambientali, sistema immunitario, fattori genetici, fattori costituzionali (struttura dell'epitelio dell'intestino). Sembrerebbe che il M.d.C. sia correlato alla presenza di un locus IBD1 sul cromosoma 16; l'alterazione genetica conferisce la predisposizione ad ammalare, ma la flora batterica intestinale è necessaria per la comparsa della malattia. Nel Morbo di Crohn le lesioni sono a distribuzione discontinua, granulare, con ispessimento parietale, fissurazione profonde ed estese della mucosa, sierosite, stenosi ed aspetto "a selciato", con ulcere aftoidi; le sedi interessate sono nel 50% la sede ileo-colica, ileale nel 25-30% e colica nel 25%. La mucosa del retto è indenne, questo ci permette di eseguire una diagnosi differenziale con la rettocolite ulcerosa.

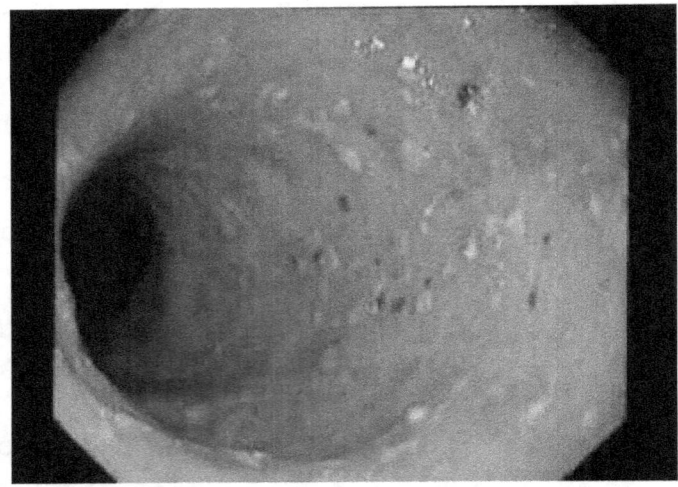

Figura 4.1.1.a: Morbo di Crohn, immagine endoscopica: aspetto della mucosa con ulcere aftoidi, infiltrazione della mucosa e alterazioni del disegno vascolare.

La severità del Crohn si valuta attraverso la presenza di mucosa ad acciottolato che si considera un indice prognostico sfavorevole o comunque di evoluzione sfavorevole. La clinica ci guida sulla necessità della frequenza dei controlli endoscopici, specie per il rischio che c'è verso una evolutività verso il cancro. Il rischio sale se le lesioni si localizzano al colon, se le superfici sono estese, se l'insorgenza è precoce, se vi è displasia dei tubuli ghiandolari. In particolare la presenza di displasia ghiandolare (pluristratificazione delle cellule): se è presente indica la colectomia, se è assente consente controlli a 2 anni, se è incerta consente controlli a 6 mesi e indica di intensificare la terapia; anche in caso di displasia lieve si procede con la colectomia.

La sintomatologia del Morbo di Crohn è costituita da dolore addominale acuto, diarrea, feci ematiche, stenia, dimagrimento e dolori addominali.

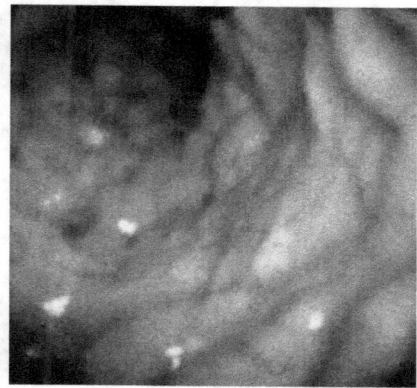

Figura 4.1.1.b: Morbo di Crohn, immagine endoscopica: tipica mucosa ad acciottolato romano.

L'iter diagnostico della patologia si avvale dei seguenti esami: *esame standard diretto dell'addome* per valutare sub occlusione; *clisma del tenue* per valutare lo stato sub occlusivo, il diametro delle anse, l'irregolarità del profilo mucoso e l'aspetto acciottolato; clisma opaco a doppio contrasto: le lesioni sono localizzate all'ileo terminale (75% dei casi), anche se il Crohn può colpire tutto il tubo digerente, nel 5% perfino il duodeno. All'esame obiettivo si possono oservare nodularità e stenosi del duodeno prossimale. Nel sigma si possono evidenziare stenosi e restringimenti e/o fistolizzazioni, con lesioni discontinue. Sono caratteristiche le fisssurazioni della mucosa lineari che si aprono nella parete intestinale; *endoscopia*: la colonscopia è utile e le biopsie effettuate all'ileo terminale, se si riesce a raggiungerlo, sono essenziali per la diagnosi; per il resto spesso le lesioni ricordano quelle della RCU, per cui l'endoscopista non riesce facilmente a fare diagnosi; tutti questi esami sono oggi soppiantati dalla *TC Multistrato*, che ci consente di avere immagini al computer di livello nettamente superiore; un autore giapponese fa riferimento all'enahcement delle anse ileali, spessore di parete, densità del tessuto adiposo, stenosi e tumefazioni linfonodali; questi parametri consentono di distinguere tra *forme attive* e *forme in remissione*. La TC multislice, nei pazienti in fase attiva consente di individuare le anse iperemiche, edematose con lume ristretto; si utilizza acqua di fonte e mezzo di contrasto, 120 ml iniettato a 4 ml/sec. Nella fase venosa vi è una fase esplosiva con ritorno venoso e versamento nello Scavo del Douglas. L'operatore TC può ottenere inoltre ricostruzioni coronali.

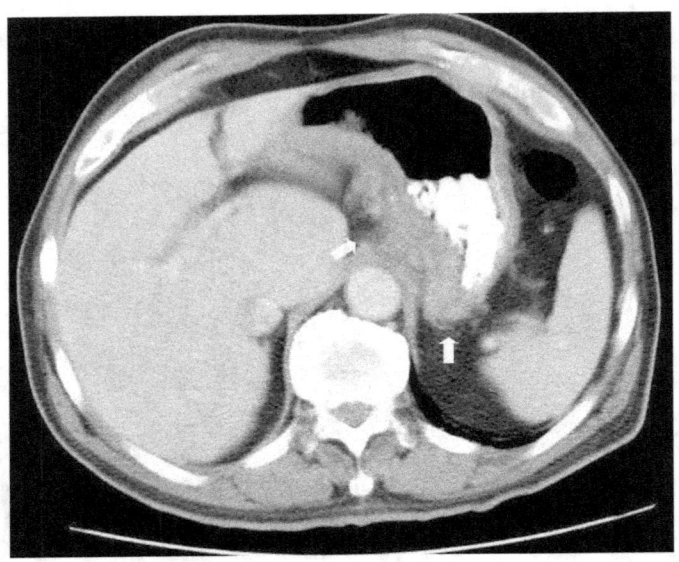

Figura 4.1.1.c: Morbo di Crohn, TC Addome: visualizzazione della patologia a carico del fondo dello stomaco.

4.1.2 La rettocolite ulcerosa

Si tratta di una malattia infiammatoria cronica dell'intestino crasso; le lesioni sono limitate alla mucosa, ed hanno tendenza all'emorragia; interessano primariamente il retto e si estendono poi in senso caudo-craniale in modo continuo.

La malattia risulta più frequente nei paesi maggiormente industrializzati, soprattutto in ambienti cittadini. Essa si manifesta in un lasso di tempo che va dalla terza alla sesta decade di età dell'individuo, ma può colpire a qualunque età anche in età pediatrica, senza differenze tra sesso maschile e femminile. A differenza di ciò che accade nella malattia di Crohn, il fumo di sigaretta è un fattore protettivo nei confronti della malattia, per la quale è stata dimostrata l'efficacia della nicotina nelle fasi attive di essa; altro fattore protettivo è l'appendicectomia, con meccanismo biologico ancora sconosciuto, ma con forte evidenza di carattere unicamente statistico.

La rettocolite ulcerosa interessa il retto e può estendersi in senso retrogrado fino a coinvolgere l'intero colon nei casi più gravi dando un quadro di pancolite. La mucosa appare macroscopicamente arrossata, granulare, friabile e facilmente sanguinante; nella fase conclamata con grave infiammazione si osservano numerose e ampie ulcerazioni della mucosa del colon. Si formano isole di epitelio che protrudono nel lume chiamate *pseudopolipi*. Non si osserva un ispessimento della parete o alterazione della membrana sierosa a differenza del morbo di Crohn. Nei casi più gravi si ha una perdita della funzione neuromuscolare a causa di un danno alla tonaca muscolare e ai plessi nervosi, ciò porta ad una situazione molto grave di megacolon tossico in cui si osserva una progressiva gangrena e dilatazione dell'organo. All'esordio della malattia si osserva un infiltrato infiammatorio prevalentemente mononucleato nella lamina propria, granulociti neutrofili possono infiltrare l'epitelio formando raccolte nel lume delle cripte causando ascessi criptici. Non si rilevano granulomi, anche se la rottura degli ascessi criptici possono causare nella lamina propria una reazione da corpo estraneo. Col progredire della patologia si formano ulcerazioni che si estendono nella sottomucosa che a volte mettono a nuda la tonaca muscolare, con la remissione della fase attiva questi crateri si riempiono di tessuto di granulazione e il tessuto mucoso si rigenera. Rimangono però fibrosi sottomucosa, atrofia della mucosa e disorganizzazione dell'architettura normale. Questo processo può portare a displasia dell'epitelio, favorendo la progressione al carcinoma.

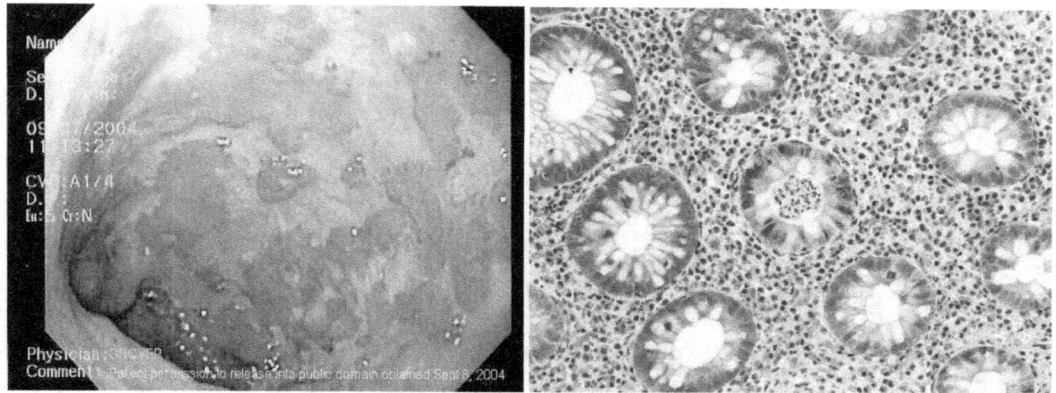

Figura 4.1.2.a e 4.1.2.b: Rettocolite ulcerosa; a sinistra immagine endoscopica di colon sinistro in RCU, evidenti ulcerazioni, sanguinamenti e zone friabili della mucosa; a destra immagine istopatologia in RCU.

La malattia esordisce di solito con una serie di attacchi di diarrea e coliche addominali, associate a presenza di sangue nelle feci, che variano per intensità e durata e che possono intervallarsi a periodi asintomatici. Gli attacchi possono essere acuti e violenti, accompagnati da febbre o con vere e proprie emorragie. Più comunemente iniziano in maniera insidiosa, con tenesmo e dolori crampiformi alla parte bassa dell'addome, seguiti da emissione di sangue e muco con le feci. Nelle forme caratterizzate da un interessamento esteso della mucosa intestinale, può esservi perdita di peso, febbre, tachicardia, aumento della velocità di eritrosedimentazione, fino a fenomeni di disidratazione, anemia, ipoalbuminemia, ipokaliemia.

Già l'anamnesi e l'esame delle feci consentono di porre il sospetto diagnostico di rettocolite ulcerosa, sospetto che va comunque confermato mediante l'esecuzione di una rettosigmoidoscopia o di una colonscopia, che forniscono una visione diretta del processo infiammatorio e consentono di effettuare prelievi bioptici in più punti, al fine di valutare anche il grado di attività della malattia.

Le cause che possono comportare la colite ulcerosa possono avere base genetica, l'incidenza aumenta se ne sono stati registrati casi in famiglia. Esistono 12 regioni del genoma che possono essere collegati alla colite ulcerosa, anche se è più probabile che il disordine genetico sia ascrivibile ad una combinazione di geni piuttosto che ad uno solo di essi. Esistono poi fattori immunologici e forse infettivi ritenuti in grado di scatenare la malattia, e a testimonianza di ciò depongono: l'associazione con malattie autoimmuni organo-specifiche, il ritrovamento nel sangue dei pazienti dei p-ANCA e degli autoanticorpi contro la tropomiosina, l'organospecificità della malattia, e il profilo di citochine di tipo Th2 ritrovato nell'infiltrato infiammatorio.

4.1.3 Le coliti aspecifiche

Morbo di Crohn e Rettocolite ulcerosa, nell'ambito delle infiammazioni a carico del colon, sono considerate *aspecifiche* in quanto non conseguono, per l'appunto, ad una causa ben definita. Al contrario, quando la colite deriva da agenti patologici infettivi, parliamo di *colite specifica*; esempi di coliti derivate da agenti infettivi sono: coliti da *tifo e paratifo*, da *Yersinia*, da *tubercolosi addominale*, da *Shighelle ed entoameba istolitica*, da *Cytomegalovirus* e da *Schistosomiasi*.

Tra le coliti aspecifiche, invece, possiamo individuare la **colite pseudomembranosa**: avviene la formazione di pseudomembrane sulla mucosa colica; è un evento aspecifico che può verificarsi in circostante molto variabili come l'intossicazione da mercurio, l'ischemia intestinale o la broncopolmonite, ma specialmente, nella colite da antibiotici. Il quadro

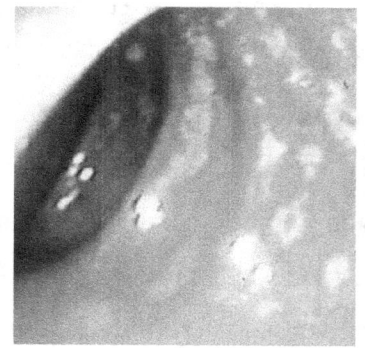

clinico è rappresentato da diarrea profusa, crampi addominali e addome scarsamente trattabile che consegue all'impiego massivo di antibioticoterapia. La radiografia dell'addome mostra segni aspecifici di anse intestinali edematose, arrotondabili. Le pseudomembrane sono formate da coalescenze di una serie di piccole placche giallastre, con foci multipli e cripte distrutte.

Figura 4.1.3.a: Endoscopia del colon in colite pseudo membranosa.

La *colite ischemica* si manifesta per deficit dell'apporto ematico al colon, quando la malattia aterosclerotica nell'anziano colpisce i due rami maggiori dell'aorta. Possono causarla embolie arteriose, l'aneurisma dissecante dell'aorta ed una serie di vasculiti. Le aree più vulnerabili sono la flessura splenica e la regione del reto sigma. La mucosa del colon perde la sua lucentezza, compaiono pliche mucose profonde e dentellate e sanguinamento intramurale. In questa forma di colite l'elemento diagnostico fondamentale è rappresentato dalla necrosi coagulativa e/o della presenza di trombi vascolari. Al di là delle forme eclatanti bisogna porre particolare attenzione, soprattutto nelle persone giovani

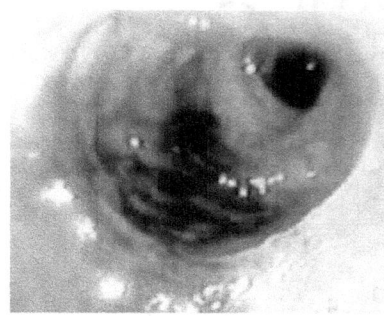

in cui non è da escludere una forma di colite ischemica, alla settorialità delle lesioni, all'atrofia ghiandolare, alla omogeinizzazione della lamina propria ed alla presenza di infiltrato infiammatorio ricco di eosinofili.

Figura 4.1.3.b: Endoscopia del colon in colite ischemica.

Per *colite da farmaci* si intende un quadro infiammatorio causato da abuso di lassativi; l'entità della colite si caratterizza per la *melanosis coli*, cioè un infiltrato di istiociti schiumosi contenenti pigmento brunastro lipofuscinico, espressione di abuso di lassativi, in più si riscontrano i granulociti eosinofili. In condizioni normali questi si repertano solo nelle sezioni destre del colon, ossia nel cieco e nell'ascendente. Allorquando si individuano nel colon di sinistra e sono più di 60 elementi per campo di visione, si deve considerare la possibilità di eosinofilia.

Un ulteriore quadro di notevole rilevanza è costituito dalla *colite correlata a diverticoli*, ovvero *diverticolite*. La diverticolosi è una patologia frequente in ambito gastrointestinale, e si caratterizza per la presenza di "tasche" nella parte del colon definite diverticoli. Si parla di malattia diverticolare nei casi in cui oltre al riscontro anatomico di diverticoli si associa una sintomatologia dolorosa o di disturbi dell'alvo. La sintomatologia è costituita da febbre, leucocitosi, segni di flogosi, ma il sanguinamento può anche non esserci. Il sanguinamento quando è presente è sempre modesto, intermittente e può essere anche " a ciel sereno", cioè senza segni di flogosi, ed è spesso riferito al colon destro. Nel colon destro, infatti, i diverticoli, per ragioni anatomiche dell'organo, si presentano più ampi, con colletto più grande e le emmorragie sono imputabili ad arteriole che decorrono in sede sottomucosa.

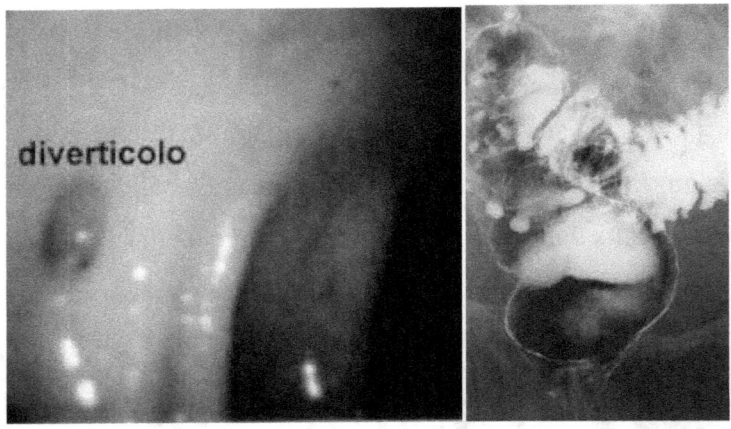

Figura 4.1.3.c e 4.1.3.d: Immagine endoscopica di colon, in cui è evidente la presenza di un diverticolo (a sinistra); risultato radiografico di diverticolite con clisma a doppio contrasto (a destra).

La malattia decorre secondo stadi: il primo stadio prevede delle contrazioni spastiche del colon, simili al colon irritabile, con ispessimento delle fibre muscolari circolari ed accorciamento delle tenie, con aspetto a denti di sega, senza diverticoli, in questa fase; la comparsa dei diverticoli è prerogativa del secondo stadio, ma la sintomatologia algica addominale può mancare in questa fase; nella terza fase i diverticoli si fanno palesi, poiché compare la "diverticolite", cioè l'infiammazione di cui si è detto poc'anzi, per ristagno di feci nelle tasche diverticolari, danneggiamento della mucosa e sanguinamento, col rischio, infine, di perforazione. La diagnosi si avvale in genere di esami meno fastidiosi della colonscopia (che in ogni caso non è indicata), e neppure l'esame a doppio contrasto (aria e bario) lo è. Al contrario, una volta conclamata l'infiammazione, il clisma a doppio contrasto sarà utile a documentare le estroflessioni sacciformi di varia forma e dimensioi, in ogni segmento del colon, ma specialmente in quello di sinistra. Solitamente l'esame endoscopico contribuisce alla diagnosi nel momento in cui viene effettuato per altri motivi, illustrando sacche diverticolari, come aree ovali più o meno depresse, nel contesto della mucosa.

4.2 Malattie funzionali

Le *malattie funzionali* del colon sono il gruppo di affezioni di più frequente riscontro nell'ambito della patologia colica, e, per la loro elevata incidenza, costituiscono un problema estremamente importante dal punto di vista socio-economico, come si rileva tenendo presente che esse costituiscono la causa più diffusa di consultazione presso l'ambulatorio dello specialista in gastroenterologia (50-70% dei casi) è uno dei principali motivi di assenteismo dal lavoro nei Paesi industrializzati. Ne sono colpite soprattutto le persone tra i 20 e i 40 anni, con lieve prevalenza del sesso femminile, ma non è eccezionale la loro comparsa in età infantile. Come detto in precedenza le malattie funzionali a carico del colon sono **stipsi**, **diarrea** e la cosiddetta **sindrome del colon irritabile**.

La **stipsi** funzionale si presenta con stimoli persistenti di defecazione infrequente (meno di tre volte alla settimana), o apparentemente incompleta. Sono state avanzate ipotesi alimentari (è molto raro in popolazioni con una dieta ricca di fibre), motorie (alterazioni della peristalsi), e psicologiche (ansia, depressione).

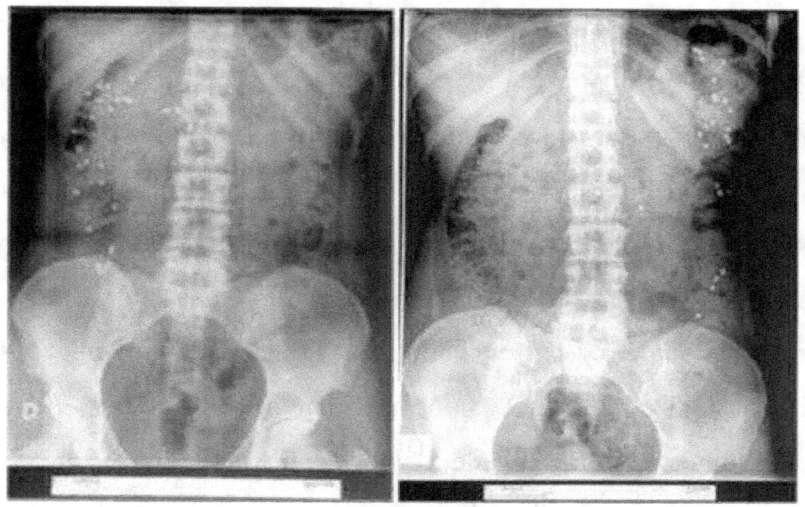

Figura 4.2.a e 4.2.b: Radiografia dell'addome in paziente affetto da stipsi; in particolare si tratta di una sperimentazione: il paziente ingerisce dei marker radiopachi per monitorare il tempo di transito degli stessi all'interno del colon. A sinistra il controllo è a 24 ore, i marker sono nel colon destro; a destra il controllo è ad 8 giorni, i marker sono ancora nel colon sinistro.

Uno studio di Chattat (1997) ha messo in evidenza che i pazienti con stipsi funzionale possono essere differenziati sia in base al tempo di transito intestinale (nella norma o rallentato), sia in base al comportamento di malattia, mentre le misure di disagio affettivo (ansia e depressione) non differenziano i pazienti tra loro ma lo fanno dai controlli sani. I pazienti con stipsi e transito normale, oltre ad elevati punteggi sulle scale di depressione e ansia, mostrano un comportamento di malattia definito "somatic focused", con aspetti di ipocondria, convinzione di malattia e tendenza alla reazione di conversione.

La *diarrea* funzionale consiste nella frequente emissione di feci aumentate di volume e poco formate (molli o acquose), accompagnate da un bisogno impellente di defecare. Si tratta di una sindrome meno frequente della stipsi e per la quale sono state proposte ipotesi osmotiche (difetto di assorbimento a livello intestinale), motorie (peristalsi) e psicologiche (conflitti di dipendenza, complesso di rinuncia-condanna, timore delle autorità).

Particolarmente rilevante dal punto di vista socio patologico è la **sindrome dal colon irritabile**; in questo caso risulta alterata la motilità intestinale o c'è un disturbo della funzione di assorbimento e di secrezione del colon. E' importante ricordare che questo stato di sofferenza è chiamato anche "sindrome dell'intestino spastico" o "colite spastica", o "colite". Questi ultimi termini sono impropri, perché starebbero a significare la presenza di una infezione o di una infiammazione del colon, che invece è del tutto assente. La S.C.I. si divide in due varietà: la forma *spastica*, caratterizzata da dolori addominali, crampi stitichezza e/o diarrea; la *diarrea nervosa*, di solito non accompagnata da sintomatologia dolorosa. L'attività fondamentale del colon, in condizioni di normalità, è rappresentata dall'assorbimento dell'acqua e dalla formazione di feci semisolide. A livello del colon due fenomeni, essenzialmente, comportano la formazione di feci normali: l'assorbimento di acqua, di sodio e di cloro, nonché una modica secrezione di potassio; i processi di fermentazione e di putrefazione, realizzati dai batteri che costituiscono l'abituale flora microbiologica intestinale. Normalmente i vari processi dovrebbero equilibrarsi. Se il piccolo intestino, che precede il colon, non è in grado di riassorbire i circa 7 litri giornalieri di secrezioni intestinali ed i prodotti della digestione, ne risulta un carico eccessivo per il colon. Normalmente , il colon, il grosso intestino riassorbe mezzo litro di liquidi ed ha una capacità residua di riassorbire circa 3 litri di acqua. Il paziente che soffre a causa d'una condizione di colon irritabile può anche diventare anoressico (con pericolo di morte) per evitare le 15-20 scariche diarroiche giornaliere. Le cause di questa patologia sono fondamentalmente quattro: *psicosomatica*; *dietetica*; *esiti di peritonite*; *intolleranza alimentare*. Il profilo psicosomatico di questo tipo di paziente è di vario genere: secondo Bonfils si può parlare di meticoloso ossessivo, di maniaco fecale, di isterico con tendenza a localizzare vari tipi di dolore, di depresso, di delirante ipocondriaco, spesso fobico nei confronti del cancro. Certo è che se si interrogano questi pazienti si riscontra come caratteristica di base una condizione di stress. Molti pazienti affetti da colon irritabile vengono scambiati (e operati) per individui sofferenti di appendicite. Il dolore è il sintomo di più frequente riscontro. Le modalità di insorgenza e la durata del dolore addominale, generalmente "a crisi", sono variabili. Esso può essere provocato dalla assunzione di cibo o di bevande fredde e si accompagna a rumori e brontolii addominali. C'è gonfiore addominale esteso a tutto l'ambito del colon o localizzato in una sede. Le turbe del transito del contenuto intestinale assumono aspetti diversi: stitichezza più o meno dolorosa, alternanza di stipsi e diarrea, diarrea mattutina, o dopo i pasti non accompagnata da manifestazioni dolorose, semplice emissione di filamenti e nastri di muco. Altri sintomi sono l'alitosi, la nausea, il vomito, le eruttazioni, l'anoressia, il meteorismo, la flatulenza, la cefalea, le vertigini, le palpitazioni, l'emicrania. Si tenga presente che in generale, per quanto concerne le scariche fecali, nella normalità esiste la "regola del 3", cioè sono normali fino a 3 al giorno ed è normale che ci sia fino ad una sola scarica ogni 3 giorni. E' importante considerare che il paziente deve mantenere un buon trofismo, quindi un buon funzionamento intestinale, senza gravi e rapide perdite di peso. La sindrome del colon irritabile deve essere distinta da altre patologie che provocano una sintomatologia simile, come le parassitosi, le infezioni, il malassorbimento, il Morbo di Crohn e la rettocolite emorragica. In generale, se nelle feci si trovano muco e sangue il sospetto è che ci sia un quadro infiammatorio degenerativo o neoplastico degenerativo. Tra gli esami diagnostici sono fondamentali l'esame delle feci e l'esplorazione rettale, la rettosigmoidoscopia, il clisma opaco. Di solito le patologie funzionali del colon hanno una evoluzione cronica. I fattori psicologici possono svolgere un ruolo importante, per cui spesso è utile modificare le abitudini di vita, così come può essere utile un aiuto psicoterapeutico.

4.3 Tumori dell'intestino

Tumore (o *neoplasia*) è una definizione omnicomprensiva, che indica qualsiasi lesione che occupa spazio all'interno di un organo. Il *tumore del colon*, ed il *tumore del colon retto*, in base alle caratteristiche istologiche, che si ottengono esaminando al microscopio un pezzettino di materiale, prelevato con una pinza per biopsia, potrà dimostrarsi benigno quando è una semplice *reazione iperproliferativa della mucosa* ad uno stimolo infiammatorio o di altro genere. Si dice quindi che il *polipo iperplastico* ed il *polipo infiammatorio* non sono preoccupanti perché non sono lesioni precancerose come sono invece i *polipi adenomatosi*. Le lesioni iperplastiche ed infiammatorie si accomunano, ma in realtà non sono identiche. Quelle iperplastiche sono dovute ad un rigonfiamento (iperplasia) cellulare che può non essere dovuta all'infiammazione, ma ad altre cause come per esempio il tentativo di autoriparazione che il tessuto mette in atto. Oppure l'istologia dimostra che la lesione bioptizzata è tumorale (adenomatosa) benigna e presenta diversi gradi di displasia. La displasia è data da alcune anomalie morfologiche, valutabili al microscopio, che indicano il progredire della malignità della lesione, che arriva fino al grado severo, il che significa *cancro in situ*. Attualmente la classificazione prevede due gradi di displasia: basso ed alto grado. A questo punto entrano in gioco altri fattori prognostici di malignità, tra cui la dimensione del tumore, l'aspetto esterno, il suo progredire per contiguità o a distanza, attraverso i vasi ematici o linfatici. Soprattutto è importante definire se c'è infiltrazione al di sotto dello strato mucoso, nel caso di visceri cavi come l'esofago, lo stomaco o il colon.

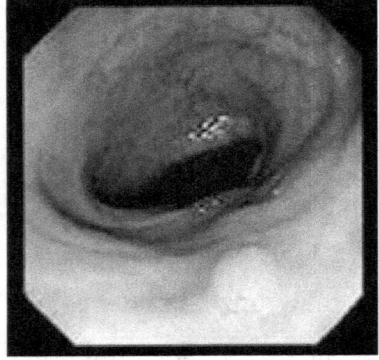

Figura 4.3.a: Classica configurazione di un polipo intestinale, che si presenta come escrescenza della mucosa; immagine endoscopica.

Facciamo un passo indietro analizzando nello specifico di cosa si tratta quando facciamo riferimento ai *polipi.*

I *polipi del colon* (o polipi intestinali) sono, come detto in precedenza, escrescenze mucose che aggettano nel lume dei visceri. Essi possono avere varia natura, che si determina sia all'osservazione diretta endoscopica sia all'esame istologico, quando viene fatta una biopsia mucosale o quando vengono asportati in toto con ansa diatermica ed elettrobisturi (polipectomia endoscopica).

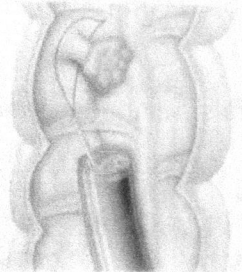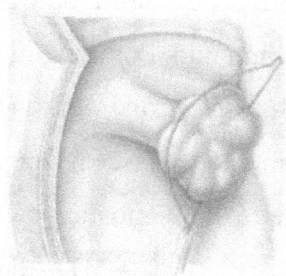

Figura 4.3.b: illustrazione dell'intervento di asportazione del polipo situato all'interno del colon.

Uno dei principali obbiettivi della medicina è la prevenzione, ed in particolare la prevenzione dei tumori. I polipi che si formano all'interno del colon possono diventare cancri, perciò bisogna indagare, eseguendo la colonscopia, la formazione di questi polipi per poterli poi resecare, nel corso della stessa colonscopia, quando sono ancora di piccole dimensioni. Il polipo del colon può classificarsi in: *polipi peduncolati*, che sporgono dal lume come dei funghi, pertanto possono essere facilmente resecati; *polipi sessili*, senza peduncolo, piatti e adesi alla parete, la rimozione chirurgica risulta più difficoltosa; *polipo singolo* (unico), *polipi multipli* (da 2 a 100), *poliposi* (superiori a 100); *polipi iperplastici* ed *infiammatori*, di origine benigna (non presentano grossi rischi di degenerazione in tumore), gli infiammatori sono spesso associati a Morbo di Crohn, Colite ulcerosa, coliti infettive e diverticolosi; *polipi amartomatosi*, lesioni non neoplastiche spesso di origine familiare; *polipi neoplastici* o *adenomatosi*, possono trovarsi in uno stadio più o meno avanzato di displasia, stadio che ci indicherà la malignità del polipo stesso.

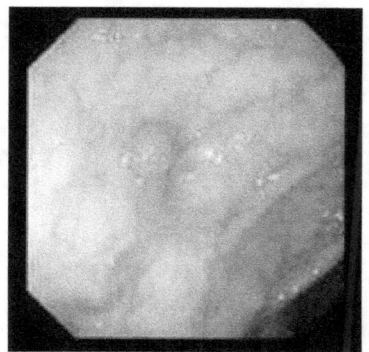

Figura 4.3.c: Polipo iperplastico (colonscopia).

I pazienti con polipi non hanno sintomi; talora presentano una lieve anemia, episodi di perdita di sangue durante la defecazione o perdita di sangue occulto, evidenziabile solo all'esame microscopico delle feci, esame che ci dà indicazioni ma a volte è falsamente negativo. La diagnosi è affidata al *clisma opaco a doppio contrasto*, esame radiologico in cui viene effettuato al paziente un clistere di m.d.c. e dopo aver iniettato aria per via rettale si eseguono le scansioni radiografiche. L'aria dilata il lume del colon, il m.d.c. si fissa sulle pareti garantendoci immagini di discreta affidabilità sulla configurazione della parete interna. Spesso però si possono avere falsi risultati, soprattutto per via di feci non espulse completamente in fase di preparazione, perciò è consigliabile effettuare una *colonscopia* che permette di diagnosticare e rimuovere l'eventuale polipo.

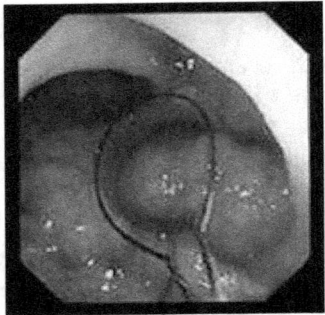 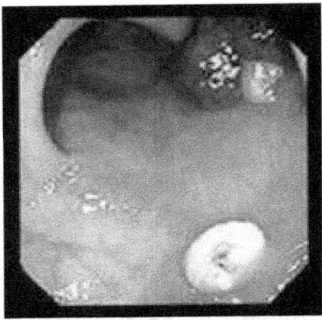

Figura 4.3.d e 4.3.e: Asportazione di polipo guidata da colonscopia; a sinistra l'asportazione è in corso, a destra il polipo è rimosso e l'area di recisione è cicatrizzata.

Anche la colonscopia può andare incontro a problemi tecnici, siano essi riconducibili alla mancata accuratezza diagnostica, oppure all'invasività dell'esame stesso. Pertanto è stata recentemente affinata la tecnica della **colonscopia virtuale** che, come vedremo in seguito, consiste in una TC spirale dopo preparazione lassativa e insufflazione di aria nel colon. Nei prossimi capitoli analizzeremo approfonditamente le dinamiche che portano a questa nuova metodologia diagnostica e quelle che ne descrivono il funzionamento.

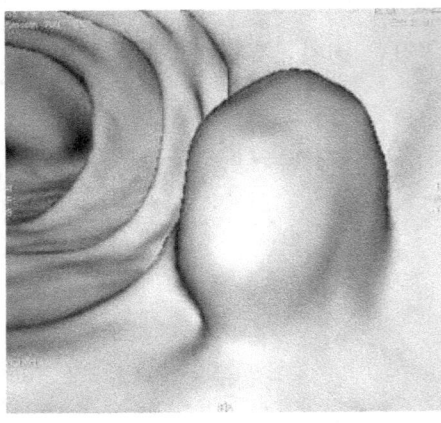

Figura 4.3.f: Polipo del colon in ricostruzione tridimensionale mediante software TC (Virtual Endoscopy).

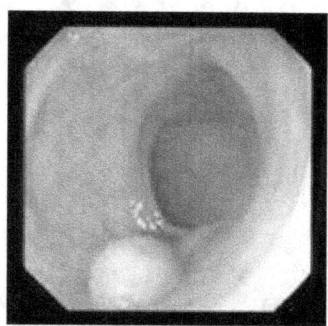

Tornando all'aspetto clinico, come già ribadito i tumori possono essere *benigni* o *maligni*. Oltre ai *polipi infiammatori* ed *iperplastici*, tra la categoria dei polipi benigni troviamo gli *adenomi serrati*, gli *adenomi* a basso grado di displasia, i *lipomi*, i *leiomiomi*, gli *amartomi*, i *polipi fibroepiteliali* e i *neurofibromi*.

Figura 4.3.g: Lipoma (colonscopia).

Diverso è il caso dei polipi adenomatosi (più frequenti dei precedenti), che si classificano in relazione all'aspetto microscopico in tubulari, tubulo-villosi e villosi. L'evoluzione ontogenetica di questi polipi è stata suffragata nel 1975 dagli studi di Mutuo e Morson con una scala che va dalla displasia lieve a quella moderata fino alla displasia severa, che costituisce già un carcinoma in situ, che non ha oltrepassato cioè la membrana basale dell'epitelio intestinale. Nelle forme peduncolate ed in quelle sessili, l'asportazione endoscopica è sufficiente al fine del trattamento, nel caso in cui avviene l'invasione della membrana di base, sarà necessaria la resezione del tratto intestinale coinvolto dalla neoplasia. In entrambi i casi è importante sottoporre i pazienti a controlli ripetuti nel tempo e ad un follow-up accurato.

5. La colonscopia

In questo capitolo analizzeremo nello specifico la **colonscopia** "tradizionale", riguardo le sue generalità, le indicazioni cliniche, la preparazione, la strumentazione e le modalità di esecuzione.

5.1   Generalità sulla colonscopia

La **colonscopia** (o **coloscopia**) è un esame diagnostico volto ad esplorare le pareti interne del colon, per scoprire eventuali lesioni, ulcerazioni, occlusioni o masse tumorali. Il termina deriva dall'unione dei termini "colon", il nostro oggetto di esame, e "scopia", che dal greco significa *"guardare dentro"*. Spesso la parola viene utilizzata in maniera generica, per indicare un non meglio specificato controllo al colon. Esistono però nomenclature diverse relative al tratto del colon da esplorare; in tal caso distinguiamo:

rettoscopia, quando solo il retto è interessato dall'esame; *rettosigmoidoscopia*, quando oltre al retto è necessario visualizzare anche il sigma; *coloscopia sinistra*, quando si esplora tutto il colon discendente, fino ad arrivare alla flessura sinistra; *pancolonscopia*, quando si studia tutto il colon, fino al fondo cieco; *pancolon-ileoscopia*, quando si forza la valvola ileociecale per esplorare il tratto distale dell'intestino tenue.

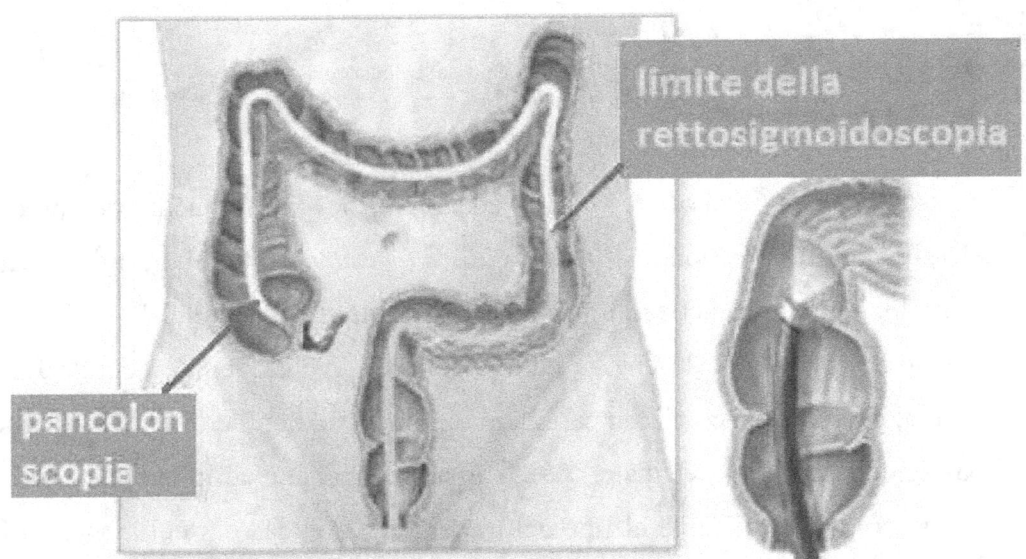

Figura 5.1.a: Distinzione tra Rettosigmoidoscopia e pancolonscopia.

L'esame in sé dura mediamente dai 15 ai 45 minuti, mentre il tempo trascorso dall'ospedalizzazione del paziente fino alla sua uscita dal presidio, può aggirarsi attorno alle 2-3 ore. La colonscopia viene eseguita da un'equipe medica, costituita dallo specialista *medico endoscopista* ed infermieri di reparto. Sostanzialmente l'esame si avvale di una sonda flessibile in fibra ottica (*endoscopio*) introdotta nel colon retto attraverso l'orefizio anale, che va fatta risalire fino a visualizzare il tratto necessario alla diagnosi.

5.2 Le indicazioni cliniche ed i rischi

Nel precedente capitolo abbiamo notato come per la quasi totalità delle patologie a carico del colon analizzate, fosse presente un'immagine endoscopica. La colonscopia può difatti essere utilizzata per la diagnosi di tutte le malattie neoplastiche del grosso intestino, delle malattie infiammatorie, di alterazioni morfologiche o funzionali. Per poterla eseguire è necessario farsela prescrivere dal medico curante tramite impegnativa. Ogni ricetta presenta un riquadro in cui viene barrata la *priorità* dell'esame, utilizzeremo questo criterio per elencare tutte le indicazioni cliniche che portano all'esecuzione di una colonscopia.

Se sull'impegnativa troviamo barrata la lettera *B*, la priorità dell'esame è *breve*, ovvero va eseguita entro 7 giorni. Le indicazioni per questo codice di priorità sono: alterazioni significative al precedente esame clisma opaco per verosimile *stenosi* (non per difetto di riempimento); *sanguinamento gastroenterico* riferito o visionato con accertate perdite ematiche significative e/o *anemizzazione acuta* con valori di emoglobina patologici; *diarrea sanguinolenta* persistente dal almeno 6 settimane; *melena* significativa ed accertata (esclusa patologia del tratto superiore); *sintomi subocclusivi* accertati; diagnosi nota di *neoplasia* di retto o sigma da confermare con istologia.

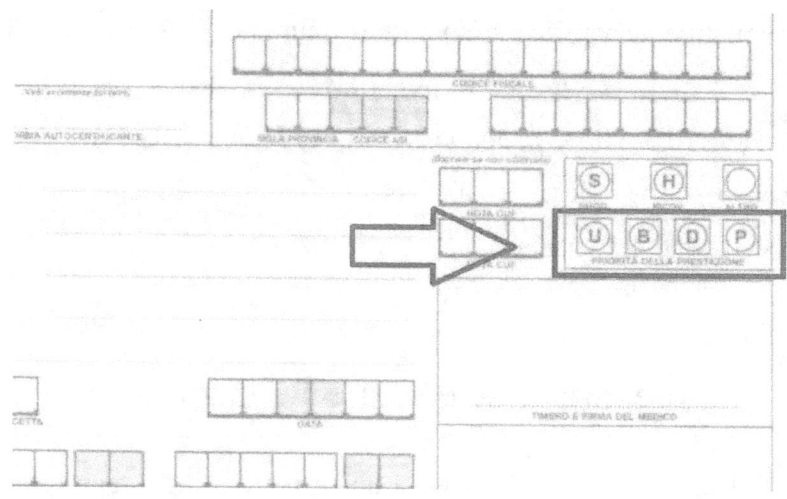

Figura 5.2.a: Impegnativa SSN; in evidenza il riquadro che indica la priorità dell'esame: U-Urgente, B-Breve, D-Differibile, P-Programmabile.

Il codice *D*, invece, sta per *differibile*, ovvero l'esame deve essere eseguito entro 60 giorni. In questo caso le indicazioni sono: alterazioni al clisma opaco per *difetto di riempimento*; alterazioni all'ecografia, TC o RMN, come ad esempio per *ispessimento della parete* o *lesioni epatiche secondarie di ndd*; *sanguinamento gastroenterico* sporadico o di modesta entità; *sangue occulto* positivo, in particolare se associato a dimagrimento e alterazioni dell'alvo con o senza familiarità; *calo ponderale* significativo (dopo aver escluso altre eziologie); *anemia* da carenza di ferro (già indagata per altre eziologie); *modificazioni dell'alvo* significative e persistenti.

Infine la priorità *P* sta per *Programmabile*, ovvero l'esame va eseguito non prima di 60 giorni. Le indicazioni sono: sorveglianza periodica di pazienti operati per *neoplasia*; sorveglianza periodica di pazienti sottoposti a *polipectomia endoscopica o chirurgica*; sorveglianza periodica in pazienti con *familiarità per cancro colon-rettale*; sorveglianza periodica per pazienti affetti da *IBD*.

Come in parte già sappiamo la colonscopia viene utilizzata anche per il trattamento terapeutico; oltre alla possibilità di rimuovere i polipi nel corso della scopia, essa viene utilizzata per la rimozione di corpi estranei, per emostasi di lesioni sanguinanti, per la dilatazione di stenosi, per il trattamento palliativo di stenosi neoplastiche, decompressione di megacolon acuto.

Prima di procedere alla colonscopia, il paziente viene adeguatamente informato riguardo alla *procedura* ed alle *complicanze*, che sono pur rarissime ma possono occasionalmente verificarsi soprattutto durante l' esecuzione di manovre operative come biopsie o polipectomie. Le più rilevanti sono la *perforazione intestinale* (0,2-2%), *emorragie* (0,3-3%) e *problemi cardiorespiratori* (0,4%). Pertanto il paziente firmerà un **consenso** dove dichiara di essere stato adeguatamente informato ed acconsente all'esecuzione dell'esame.

5.3 La preparazione e la strumentazione

Al fine di ottenere immagini quanto più nitide e rappresentative, è fondamentale che il paziente segua una buona **preparazione** all'esame colonscopico; ciò si traduce in vantaggi anche per lo stesso esaminato, dato che diminuiscono i fastidi e la durata dell'esame. A tal proposito il centro di endoscopia digestiva fornisce al paziente una serie di istruzioni finalizzate ad un'ottimale pulizia del proprio intestino; attraverso una dieta particolare e l'ausilio di lassativi da assumere fino all'emissione di feci acquose e limpide, verranno quindi rimossi quei residui fecali che coprirebbero la mucosa intestinale, limitando l'accuratezza dell'indagine diagnostica. Alla consegna del foglietto contenente le istruzioni è bene informare il medico di eventuali medicinali assunti, stato di gravidanza o di allattamento e presenza di eventuali malattie o disturbi (stitichezza, patologie cardiache, renali, metaboliche, intestinali, allergiche...); in alcuni casi, infatti, determinate preparazioni lassative potrebbero risultare controindicate.

Le indicazioni per una buona preparazione alla colonscopia variano leggermente da centro a centro; tuttavia, in linea generale, a partire dai 3/4 giorni che precedono l'esame, la persona viene invitata a seguire una dieta priva di scorie e latticini, aumentando l'apporto idrico. Non potranno quindi essere consumati alimenti vegetali, pasta, formaggi, latte, yogurt e cereali integrali, ma soltanto uova, carni, pesce, brodo, spremute, succhi di frutta, passate, omogeneizzati e piccole quantità di pane bianco. La dieta diverrà totalmente liquida nel giorno precedente la colonscopia, dove saranno concessi solamente brodi di dado, acqua, tè, camomilla, tisane, zucchero o miele, succhi di frutta senza polpa, bevande analcoliche, caffè e nessun genere di cibo solido. Alcuni centri consigliano di sospendere l'assunzione di frutta e verdura con i semini (uva, kiwi, fichi, fragole, melanzane, pomodori...) già nei 10 giorni precedenti l'appuntamento.

Come anticipato, un elemento essenziale della colonscopia è l'utilizzo di lassativi, spesso in forma liquida (SELG-ESSE 1000, ISOCOLAN o equivalenti, acquistabili in farmacia con la prescrizione del medico ed utilizzati secondo le istruzioni riportate nel foglietto illustrativo). In molti casi, il paziente si trova a dover sorseggiare fino a 3/4 litri di soluzione acquosa non gassata nel giro di 5 o 6 ore, evento che potrebbe causare nausea; tale sintomo, del tutto normale, può comunque essere attenuato attraverso l'impiego di specifici farmaci, come plasil compresse o sciroppo; è infatti importante sforzarsi di assumere tutto il preparato, magari a piccoli sorsi per limitare la nausea. In caso di vomito ripetuto e forti dolori addominali è bene consultare il proprio medico curante o lo specialista di endoscopia digestiva. Generalmente la prima evacuazione compare entro un'ora e mezza - due ore dall'inizio dell'assunzione, che può essere interrotta dopo i primi 3 litri in caso di emissione di materiale limpido. Al contrario, nel caso in cui il preparato non risultasse efficace (evacuazione di materiale solido e liquido anche dopo il termine dell'utilizzo), andrebbero eseguiti uno o due clisteri con Sorbiclis o un clistere con 1,5 litri di acqua tiepida almeno 2 ore prima dell'esame. Ad ogni modo, dalle due o tre ore che precedono la prima assunzione del lassativo, fino al momento della colonscopia, è necessario seguire una dieta totalmente liquida.

L'orario di assunzione dei preparati varia in relazione a quello dell'esame; se la colonscopia si esegue al mattino, la procedura lassativa andrà eseguita a partire dal tardo pomeriggio della giornata precedente, riservando eventualmente l'assunzione dell'ultimo litro di preparato al mattino molto presto prima della colonscopia. Se invece l'appuntamento è fissato nel pomeriggio, la soluzione purgante andrà equamente suddivisa tra la sera del giorno precedente ed il mattino del giorno stesso. In entrambi i casi l'assunzione dei preparati lassativi andrà sospesa almeno quattro ore prima dell'appuntamento.

Infine, a pazienti che assumono integratori o farmaci contenenti ferro, medicinali per il diabete, aspirina od altri antiaggreganti/anticoagulanti (come il Sintrom/Coumadin), può essere richiesto di variare i dosaggi di assunzione o sospenderne l'utilizzo nei giorni che precedono la colonscopia.

La terapia dietetica di avvicinamento all'esame è necessaria anche per i pazienti che intendono sottoporsi a colonscopia virtuale, per i quali, però, vengono generalmente proposti schemi dietetici e lassativi meno rigidi.

La *strumentazione* utilizzata nell'esecuzione di una colonscopia è costituita sostanzialmente da un endoscopio collegato ad uno schermo video, con l'aggiunta di altri accessori. L'*endoscopio* è un apparecchio utilizzato per fini diagnostici o interventistici su diverse aree corporee, prevalentemente dell'apparato digerente. Oltre al colon, è infatti utilizzato per lo studio di esofago, stomaco o duodeno, ma anche, in alcuni casi (specialmente in passato) per la diagnosi dei tumori della vescica. Gli endoscopi vengono anche utilizzati in contesti extra-medici, parliamo di dispositivi *industriali* che trovano applicazione nell'ingegneria aerospaziale, navale, automobilistica, nucleare, nell'agricoltura e nelle biotecnologie, per esaminare e controllare prevalentemente lo stato di giunture o saldature.

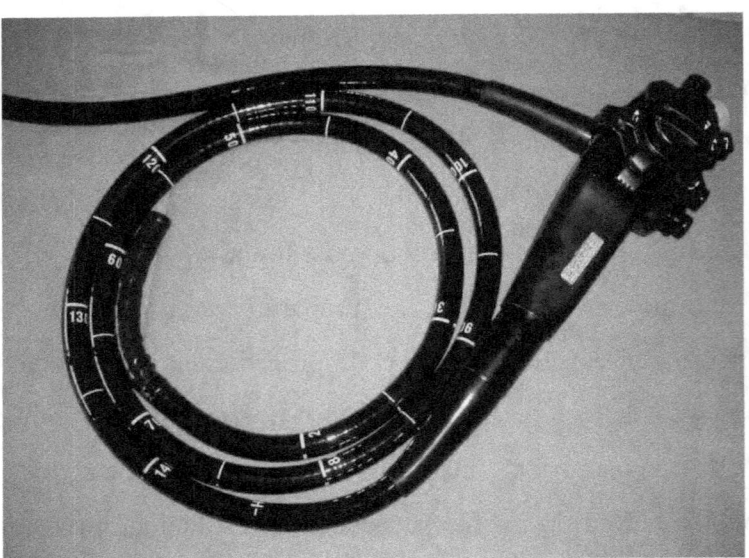

Figura 5.3.a: Endoscopio flessibile, composto dal cavo che lo mette in comunicazione con il blocco centrale (in alto), una "consolle" per la regolazione della messa a fuoco della camera (a destra), ed una parte terminale flessibile di circa 150cm con camera e luce integrata nell'estremità.

La parte dell'endoscopio che viene inserita all'interno del lume da esplorare è costituita da un tubo flessibile che nella parete esterna presenta le misure della lunghezza progressiva; questo accorgimento permette al medico endoscopista di conoscere in ogni momento la distanza percorsa all'interno del tratto da studiare. Il tubo ha una lunghezza che varia dai 100 ai 170 centimetri; ricordiamo che la lunghezza del colon, che varia da soggetto a soggetto, può raggiungere i 180 centimetri, pertanto, in caso di pancolonscopia o addirittura pancolon-ileoscopia, vengono utilizzati endoscopi di massima lunghezza per raggiungere la regione del cieco o del tratto distale dell'ileo. Il diametro del flessibile può anch'esso variare, solitamente è compreso tra gli 11 ed i 13 millimetri. Nel caso della gastroscopia trans-nasale (alternativa alla trans-orale) il calibro del tubo scende abbondantemente al di sotto del centimetro. All'interno del tubo troviamo canali di fibra ottica di vetro o di polimero; la trasmissione delle immagini è infatti coadiuvata da tale innovazione tecnologica che ha permesso di ridurre le dimensioni dell'impianto, oltre a rendere flessibile la parte distale dell'endoscopio, con tutti i vantaggi che ne conseguono. Nelle estremità distale e prossimale del tubo sono presenti delle lenti ottiche, mentre nella sola estremità distale vi è un "impianto" di illuminazione. Oltre alla fibra ottica, all'interno del tubo sono presenti dei canali laterali che permettono l'immissione di altri accessori per intervenire direttamente durante la scopia.

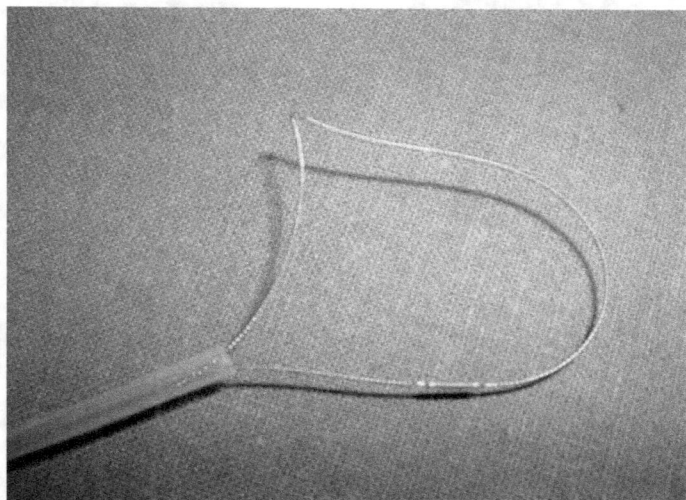

Figura 5.3.b: Accessorio "a laccio" che inserito nel tubo dell'endoscopio permette, tramite la circolazione di corrente elettrica, di rimuovere polipi del colon; è un elettrobisturi a tutti gli effetti.

Tali accessori sono: *pinza a dente di topo*, pinza a denti appuntiti per afferrare saldamente ed asportare corpi estranei; *pinza per biopsia*, che preleva piccoli campioni di tessuto per da sottoporre ad analisi microscopica; *forbici*, piccole forbici chirurgiche per tagliare i tessuti ed asportare piccole escrescenze; *spazzole*, per cellule utili all'esame citologico; *laccio*, sottile ansa di filo metallico in cui circola corrente elettrica, adibita alla rimozione dei polipi; *canestro* di filo metallico talvolta usato per isolare ed asportare i calcoli delle vie biliari; *dilatatori rigidi* o *a palloncino*, utilizzati per dilatare stenosi post-operatorie benigne e maligne.

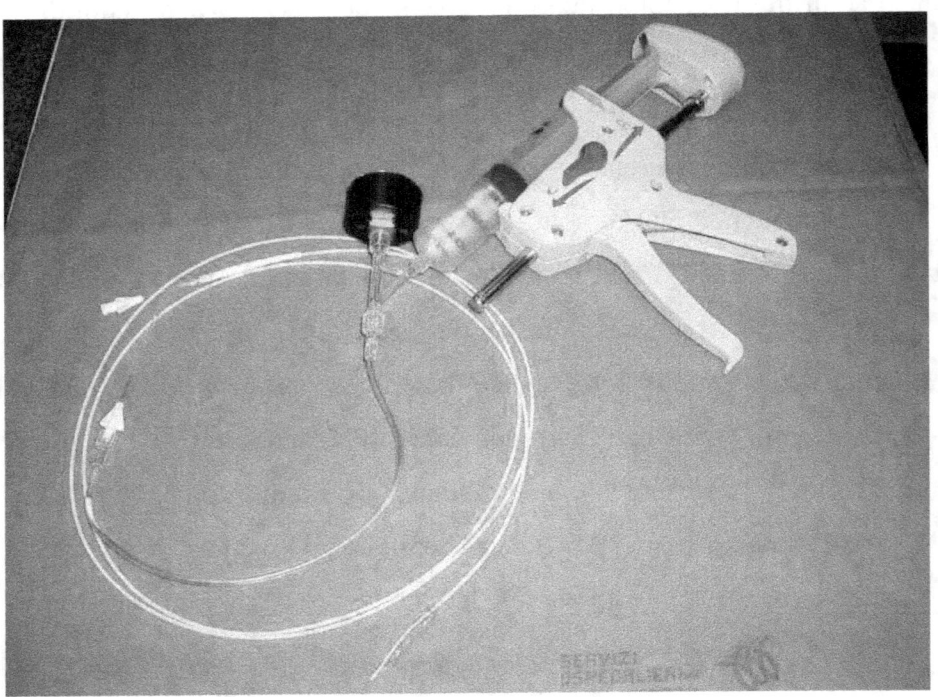

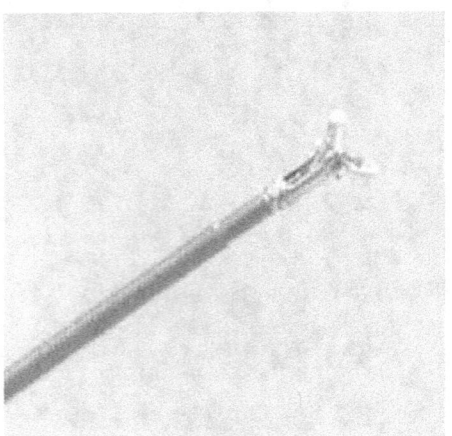

Figura 5.3.c (in alto): Accessorio dilatatore "a palloncino" da inserire nell'endoscopio; il tubicino viene inserito come catetere, ed una volta giunto nel luogo della stenosi viene pompata aria che dilata il "palloncino" posto nell'estremità distale.

Figura 5.3.d (in basso): Accessorio "a pinza" da inserire nel tubo dell'endoscopio per asportare polipi o escrescenze.

Nella sua parte prossimale, il tubo flessibile comunica con una struttura rigida in cui è presente una sorta di dispositivo di comando, in cui vengono regolati tutti i parametri della scopia. Da questo fuoriesce un cavo, decisamente più spesso del flessibile, che porta le immagini al video, passando da un "blocco centrale" di notevoli dimensioni collegato alla rete elettrica. Questa struttura consente di visualizzare le immagini provenienti dalla fibra ottica e catturarle, e quindi documentare l'ispezione tramite stampa su carta o, come accade con i sistemi più sofisticati, su supporti digitali.

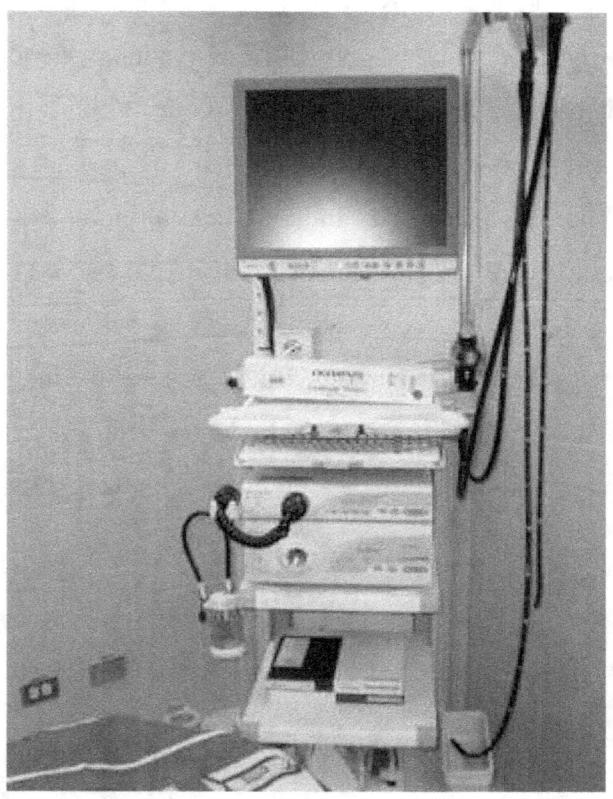

Figura 5.3.e: Consolle endoscopica Olympus di ultima generazione. Le immagini passano attraverso un vero e proprio elaboratore. Lo schermo piatto consente una maggiore versatilità e maneggevolezza.

5.4 L'esecuzione dell'esame

Dopo aver parlato della colonscopia in generale, di quali sono le indicazioni cliniche, di come si esegue la preparazione e di quali sono gli strumenti utilizzati, parliamo in conclusione di come si svolge, all'atto pratico, l'esame in sé.

Qualora l'esame venga svolto nel pomeriggio, come già accennato nel 5.3, il paziente completa la preparazione nella mattina, mentre se l'esame viene svolto nella mattina, si presuppone che abbia già pulito adeguatamente il colon dalla sera precedente. Lo stesso deve preferibilmente essere accompagnato da un familiare o da un conoscente presso il presidio in cui verrà effettuata la colonscopia, con un anticipo di circa un'ora rispetto all'orario stabilito. Una volta entrato all'interno della sala, il paziente toglie scarpe, pantaloni o gonna, maglia o altro, vestendo un camice fornito dall'azienda. Il paziente si accomoda su un lettino ospedaliero o una barella, disteso sul fianco sinistro. A questo punto, prima di iniziare la procedura, il paziente viene sottoposto ad una sedazione con Diazepam somministrato per via endovenosa, e con farmaci anticolinergici ed antispastici, volti a limitare eventuali riflessi vagali, e quindi ridurre dolori o fastidio nel corso dell'ispezione, rendendo più fluida e breve la durata dell'esame. Il paziente viene collegato un saturimetro e monitorizzato per il battito cardiaco. Per affrontare eventuali situazioni di emergenza, devono essere presenti in sala un pallone ambu, adrenalina e quant'altro serva per il primo soccorso, il personale deve essere in grado di effettuare le manovre di BLS. Qualora la colonscopia preveda anche la polipectomia tramite ansa diatermica e correnti di taglio e coagulazione, viene incannulata una vena e posizionata la placca di massa.

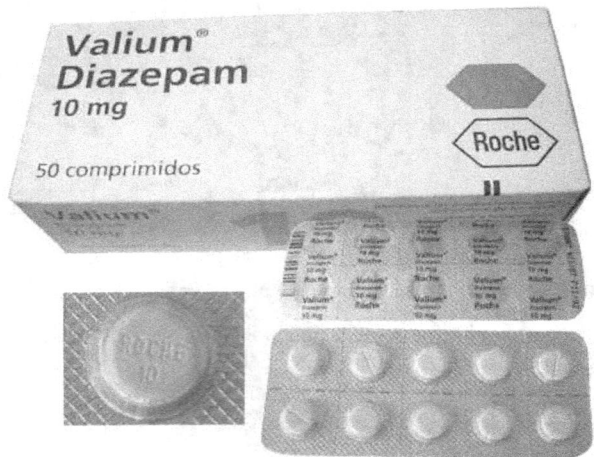

Figura 5.4.a: Diazepam compresse, sedativo utilizzato per la blanda sedatura del paziente (a destra).

Sia il colonscopio flessibile che l'orifizio anale vengono lubrificati al fine di agevolare l'ingresso del flessibile nel colon, proprio attraverso l'ano. Le pareti del grande intestino, nel momento in cui sono prive di materiale fecale al suo interno, risultano collassate e quindi adese. In questo caso sarebbe impossibile per l'operatore procedere alla cieca, con il rischio di imboccare false strade e quindi perforare il colon, per esempio scambiando il lume per un diverticolo. Per evitare tutto ciò viene insufflata aria o anidride carbonica al suo interno; una volta che l'aria ha disteso il colon interamente, il medico endoscopista può procedere ed avanzare con l'ispezione.

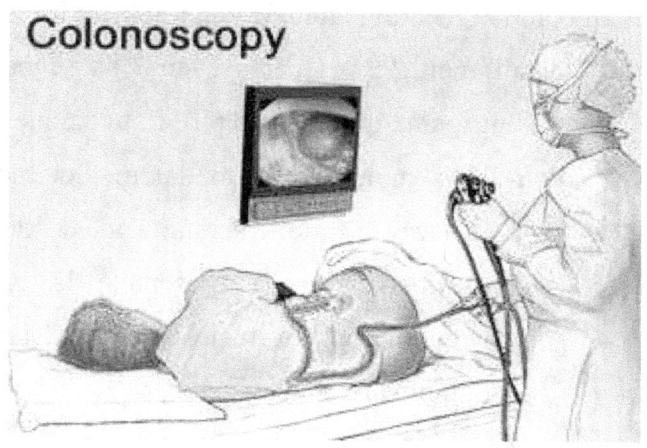

Figura 5.4.b: Posizione assunta dal paziente per eseguire la colonscopia.

L'esame esclusivamente diagnostico dura all'incirca 15 minuti; in situazioni più complicate o in caso di intervento in endoscopia, la seduta può arrivare a 60 minuti. Nel corso dell'ispezione al paziente può essere chiesto di cambiare posizione affinché il medico possa avanzare con maggiore facilità o vedere con più chiarezza determinate zone del colon. L'esaminato può lamentare senso di gonfiore e dolore addominale per via della presenza di aria, mentre l'avanzamento dell'apparecchio solitamente è indolore.

Al termine dell'esame, una volta rivestito il paziente tornerà al proprio domicilio accompagnato dal familiare o conoscente; è sconsigliato infatti mettersi alla guida dopo essere stati sedati anche se blandamente, nelle 12 ore seguenti la procedura.

6. La colonscopia virtuale

Dopo aver analizzato a fondo l'oggetto del nostro studio, il colon, sia dal punto di vista anatomico e strutturale che da quello patologico, e dopo aver parlato della metodica tradizionale per la sua diagnosi, ci addentriamo nello specifico nel tema principale di questo lavoro: la colonscopia virtuale.

6.1 Storia della colonscopia virtuale: la progressiva affermazione in ambito diagnostico

Sono trascorsi 15 anni da quando Vining e Gelfand presentarono la prima immagine virtuale di un colon al meeting annuale della Società Radiologi Gastrointestinali tenutosi a Maui (nelle Hawaii) nel 1994. Questo evento ha segnato la nascita della **colonscopia virtuale**, un nome intrigante utile per colpire l'attenzione dei pazienti, dei produttori e del pubblico, o **colon-TC**, il nome preferito dai medici radiologi. Nel novembre 1995 in

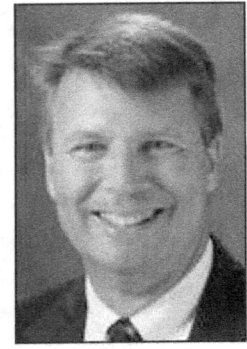

occasione del meeting annuale della Società Radiologi del Nord America venne presentata la prima versione commerciale di colonscopia virtuale dalla GE Medical System con il programma innovativo "Navigator".

Figura 6.1.a: David J. Vining, docente di Radiodiagnostica presso l'Università del Texas, ideatore e primo realizzatore, in collaborazione con David W. Gelfand, della colonscopia virtuale.

La *colon-TC* è una metodica di imaging non invasiva per lo studio del colon. La tecnica è semplice, meno dolorosa del clisma a doppio contrasto o della colonscopia convenzionale, ed intrinsecamente più sicura avendo una percentuale di complicanze relative alla procedura più basse persino della tecnica a doppio contrasto. L'esame consiste in un'acquisizione TC volumetrica con apparecchio multidetettore e sottile collimazione a spirale, di un colon pulito e disteso con aria o anidrite carbonica. I dati acquisiti vengono poi elaborati *offline* (in *post-processing*) per ottenere ricostruzioni multiplanari e modelli tridimensionali, compresa la visione *endoscopica* (o *endoluminale*) che risulta quindi *virtuale*.

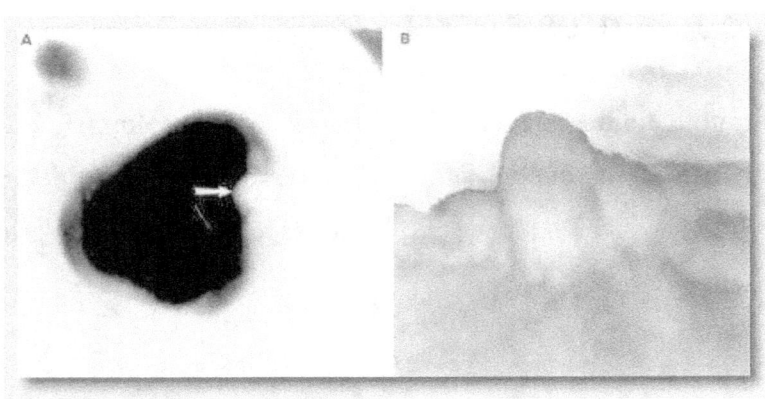

Figura 6.1.b: Una delle prime ricostruzioni endoscopiche ottenute tramite tecnica TC, presentata nel 1994.

In seguito al rapido avanzamento della tecnologia TC, così come dell'informatica medica, si sono verificati enormi progressi nella qualità delle immagini TC, e di conseguenza nell'affidabilità dell'esame, nella sicurezza e nella precisione complessiva. Il primo studio mirato a dimostrare una sensibilità nella diagnostica dei polipi equivalente a quella della colonscopia tradizionale (su 100 casi), fu pubblicato da Fenlon nel 1999. Nel momento in cui questa dimostrazione fu confermata da ulteriori studi, i medici radiologi hanno iniziato ad essere confidenti riguardo il ruolo della colon-TC come metodica di screening per il cancro del colon-retto. Ciò nonostante due grandi associazioni, la American Cancer Society e l'American Gastroenterological Association, sono rimaste prudenti. In un rapporto del 2003 sulle tecnologie emergenti nello screening del cancro del colon-retto, la ACS ha avvertito che la colon-TC "non è stata ancora studiata su un campione di popolazione *normale*". Sempre nel 2003 la AGA ha dichiarato che questa metodica di imaging "non è ancora pronta per uno screening a larga scala al di fuori della ricerca mirata".

Il primo test a larga scala su una popolazione di individui a medio-rischio ha coinvolto 1200 soggetti in tre centri degli Stati Uniti ed è stato pubblicato da Pickhardt alla fine del 2003. Questo studio ha suscitato interesse nella colon-TC e ristabilito la la visione di questa come pronta per l'implementazione clinica a larga scala come strumento opzionale di screening per il tumore del colon. Comunque i risultati del test sono stati rifiutati grazie a studi seguenti che hanno trovato una sensibilità inferiore al 60% nella diagnostica dei polipi inferiori ai 10 millimetri. Sebbene la variabilità tra i diversi studi fosse dovuta probabilmente a differenze nelle tecniche di esame e nell'esperienza dei radiologi, i medici ed i gastroenterologi in particolare sono rimasti scettici ed hanno rifiutato la colon-TC.

Un passo avanti è stato fatto nel 2006, quando la AGA Clinical Practice and Economics Committee hanno accettato la CTC come metodica per l'ispezione del colon in caso di colonscopia incompleta. Ad ogni modo ci si aspettava una maggiore spinta nello sviluppo della CTC nello screening del cancro del colon.

Le barriere alla sua implementazione erano i dubbi sulla affidabilità nello screening di una vera popolazione, anche se i test sia della ACRIN che della IMPACT hanno provato una alta sensibilità nella diagnosi di lesioni clinicamente significanti. Una spinta importante per la CTC avviene nel 2008, quando la ACS, la US Multi-Society Task Force on Colorectal Cancer e l'American College of Radiology hanno rilasciato linee guida sullo screening del tumore del colon in popolazione a medio rischio. Queste linee guida distinguevano i test diagnostici in due gruppi: i test per la diagnosi del cancro, così da ridurre il tasso di mortalità (test del DNA, del sangue occulto e non), ed i test per l'individuazione sia dei polipi che del cancro, in modo da ridurre l'incidenza ed il tasso di mortalità. Questo gruppo di test includevo la colonscopia, sigmoidoscopia, clisma a doppio contrasto e per la prima volta anche la colon-TC, con la raccomandazione di essere eseguita ogni 5 anni a partire dai 50 anni di età.

Ai giorni d'oggi, la colonscopia virtuale nella nostra nazione è una pratica in continua espansione. Gran parte dei centri dotati di un'apparecchiatura TC sofisticata offrono questo servizio, con la compiacenza dei pazienti che per invasività la preferiscono alla procedura tradizionale.

6.2   Le indicazioni cliniche

Come affermato nel precedente paragrafo, la colonscopia virtuale è ormai validata dal punto di vista tecnico e clinico da numerosi studi pubblicati nella letteratura internazionale, che hanno dimostrato un'eccellente accuratezza nell'identificazione e caratterizzazione del cancro del colon e dei polipi. Ciononostante, un uso indiscriminato della metodica, senza conoscere i principali vantaggi, ma anche i limiti, può condurre ad errori diagnostici oppure a insoddisfazione da parte del paziente e/o del medico referente circa l'informazione ottenuta. È opportuno, pertanto, avere chiare le reali indicazioni all'uso della CTC, che sono ormai condivise sia dai radiologi, sia dai colleghi clinici, in particolare gastroenterologi.

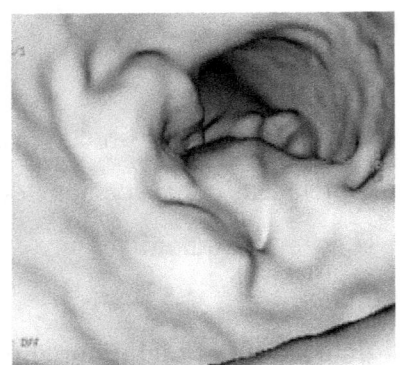

Figura 6.2.a: Tumore stenosante del retto; in questo caso risulta impossibile procedere con la sonda endoscopica, pertanto è richiesta la colonscopia virtuale per una completa ispezione e diagnosi del colon.

Le indicazioni alla CTC che verranno trattate sono: i casi di colonscopia tradizionale incompleta, lo studio di pazienti anziani o in condizioni generali scadute, la valutazione della malattia diverticolare; inoltre la CTC è indicata come metodica diagnostica di secondo livello, dopo uno screening con test al sangue occulto risultato positivo, oppure per la sorveglianza di pazienti operati per cancro colorettale o con pregressa polipectomia endoscopica.

6.2.1 Cosa si intende per colonscopia incompleta

La colonscopia convenzionale incompleta è stata la prima indicazione clinica riconosciuta per la CTC riconosciuta anche in ambiente gastroenterologico. Infatti nella pubblicazione del 2006 riportante la posizione ufficiale dell'AGA nei confronti della CTC si afferma che "l'unica indicazione attuale ad effettuare uno studio di colonscopia virtuale è una colonscopia incompleta".

La mancata esplorazione dell'intero colon con la colonscopia non è un problema irrilevante, essendo riportata una percentuale d'insuccesso variabile dal 6% al 26%. Peraltro, più del 10% delle colonscopie risulta comunque difficoltoso anche per gli operatori esperti, e ciò per numerose ragioni: *anatomiche* (dolicocolon, malrotazioni, spasmi), *patologiche* (masse stenosanti, malattia diverticolare), *iatrogene* (aderenze post-chirurgiche e post-attiniche) e *correlate al paziente* (età, scarsa tollerabilità della procedura, preparazione intestinale insufficiente). Un esame incompleto, oltre a creare uno stato d'ansia nel paziente, può aumentare i rischi connessi alla procedura nel tentativo, da parte del medico, di far procedere l'endoscopio.

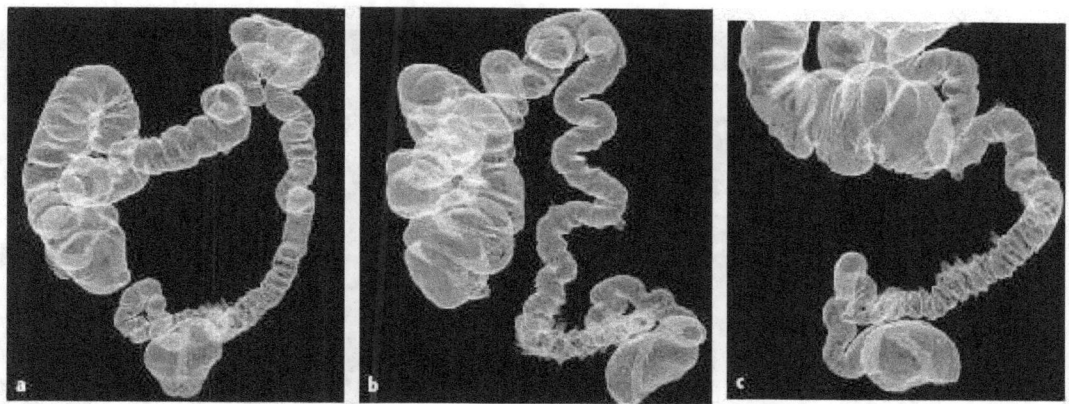

Figura 6.2.1a, 6.2.1.b e 6.2.1.c: Paziente affetto da dolicocolon e malattia diverticolare; la colonscopia tradizionale non è consentita dalla lunghezza e dalla tortuosità del colon sinistro, e dalle sacche diverticolari a livello del sigma. Ricostruzioni tridimensionali dopo colonscopia virtuale. A- Immagine simil-clisma a doppio contrasto; B- Particolare sul dolicocolon; C- Particolare sui diverticoli del sigma.

Nel caso di una colonscopia incompleta per tumore stenosante od ostruente il colon distale, bisogna tener presente alcuni dati di fatto. Innanzitutto, sebbene sino a qualche anno fa si ritenesse esistere una maggior incidenza di lesioni neoplastiche a livello dei segmenti di sinistra del colon, c'è oggi una crescente evidenza di un'inversione di tendenza; inoltre, lesioni polipoidi a livello del colon distale si associano con maggior frequenza a polipi nel colon prossimale ed è, peraltro, accertato che la prevalenza di lesioni sincrone nei pazienti con diagnosi di CCR è variabile dall'1,5% al 9% per i carcinomi e dal 27% al 55% per gli adenomi. La precoce identificazione di queste lesioni sincrone migliora la prognosi della malattia, prevenendo un ritardo diagnostico, cambiando la strategia chirurgica, e aumentando la probabilità di una radicalità terapeutica.

Sebbene la colonscopia tradizionale sia ritenuta la migliore metodica per la valutazione pre-operatoria del colon, nei pazienti con neoplasia uno studio completo è possibile solo nel 42-60% dei casi.

Tradizionalmente, in caso di insuccesso della metodica tradizionale, si era soliti procedere con il clisma a doppio contrasto; nella valutazione pre-operatoria, però, il CDC non ha più ragione di esistere. Sono ormai diverse le evidenze che dimostrano una bassa sensibilità per le neoplasie sincrone e per i polipi; inoltre, se eseguito lo stesso giorno della colonscopia, il clisma è mal tollerato da parte del paziente, e soprattutto di difficile esecuzione, in quanto l'aria insufflata al precedente esame endoscopico previene una corretta verniciatura delle pareti da parte del bario.

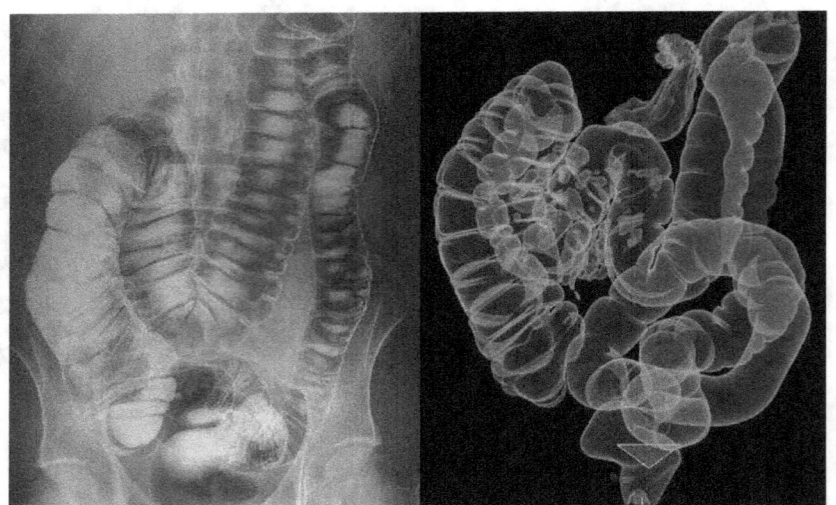

Figura 6.2.1d: Confronto tra clisma opaco a doppio contrasto (a sinistra) e ricostruzione tridimensionale in seguito a colonscopia virtuale (a destra).

Inoltre, specie nelle patologie stenosanti, la flocculazione del bario ne rallenta la successiva eliminazione dal colon, con conseguente ritardo nella programmazione chirurgica, in attesa che il viscere sia completamente deterso; infine, se è stata effettuata una biopsia contestualmente alla colonscopia, aumenta il rischio di perforazione durante CDC, evento grave per via dello spandimento intra peritoneale di mezzo di contrasto baritato.

La CTC si è dimostrata in grado di consentire un'eccellente valutazione del colon a monte di una stenosi od ostruzione ed è risultato essere tollerata meglio del CDC anche perché, se effettuata subito dopo la colonscopia, necessita solo di una piccola insufflazione aggiuntiva d'aria. Oltre alla valutazione del lume colico nel suo complesso, la CTC consente una localizzazione precisa della lesione neoplastica, valutando aggiuntivamente l'estensione extraparietale e il coinvolgimento linfonodale e, allo stesso tempo, grazie alla somministrazione di mezzo di contrasto iodato per via endovenosa, è in grado di offrire una stadiazione della malattia a livello dell'addome.

6.2.2 Il paziente anziano

L'aumento dell'aspettativa di vita a livello mondiale rende sempre più significativa la percentuale della popolazione con età superiore ai 65 anni, in particolare nel mondo industrializzato. Si stima che nel 2020 un terzo della popolazione europea avrà più di 65 anni e gli anziani rappresenteranno il 16% della popolazione nel Nord America. Essendo l'età avanzata un fattore di rischio per lo sviluppo del cancro del colon retto, la prevalenza attesa di malattia nell'anziano è di circa il 2%, con almeno il 50% dei tumori localizzati nel colon destro. Risulta pertanto determinante un test diagnostico per il colon che abbia un'elevata sensibilità e sia in grado di effettuare una valutazione completa del viscere nella totalità dei casi. Purtroppo nell'anziano la colonscopia tradizionale presenta dei limiti: innanzitutto il numero di colonscopie incomplete tende ad aumentare con l'età dei pazienti (22-33%); inoltre, in alcuni casi, seppur con sintomatologia sospetta per neoplasia intestinale (sanguinamento, alterazioni dell'alvo, dolori addominali, quadri sub-occlusivi ecc.), la colonscopia non può essere effettuata a causa di comorbidità rilevanti, diatesi emorragica, reazioni allergiche durante precedenti sedazioni, alto rischio anestesiologico soprattutto per insufficienza cardio-respiratoria; infine, in condizioni cliniche particolarmente compromesse, non è la mera esecuzione tecnica dell'esame endoscopico ad essere problematica, ma anche la preparazione intestinale può risultare mal tollerata e a volte impossibile, per non alterare il precario equilibrio idro-elettrico del soggetto. In pazienti in condizioni cliniche scadute, pertanto, è preferibile la tecnica per la valutazione del colon che sia la meno invasiva.

La colonscopia virtuale, in relazione alla ridotta invasività e alla rapidità e facilità d'esecuzione, rappresenta oggigiorno l'esame di prima scelta per lo studio del colon nel paziente anziano o defedato. Inoltre non richiedono la sedazione, non sussistono i limiti legati alle controindicazioni anestesiologiche. In un recente studio è stato anche dimostrato che si può ottenere una buona distensione di tutto il colon, malgrado l'alta prevalenza di malattia diverticolare nell'anziano, utilizzando talvolta un decubito laterale destro aggiuntivo con il sigma in sede antideclive. Infine la preparazione ridotta rispetto a quella della colonscopia tradizionale, senza la somministrazione di lassativi, facilita l'avvicinamento del paziente all'esame.

6.2.3   Lo screening del cancro colon-rettale

Il carcinoma del colon retto (CCR) è la seconda causa di morte per tumore. Nel nostro Paese, l'incidenza varia nelle diverse regioni da 30 a 53 nuovi casi/anno ogni 100.000 abitanti; i pazienti deceduti per questa neoplasia sono circa 18.000/anno; le proiezioni future ipotizzano un progressivo aumento. Esistono chiare evidenze che la riduzione della mortalità per CCR può essere ottenuta attraverso l'identificazione e il trattamento della neoplasia in stadio precoce e soprattutto con l'asportazione dei polipi adenomatosi, precursori del CCR. Infatti la maggior parte dei CCR sono adenocarcinomi e sono il risultato della trasformazione di un polipo adenomatoso attraverso la sequenza adenoma-carcinoma.

A tal proposito è necessario portare avanti una campagna di prevenzione e diagnosi precoce per evitare che tumori benigni si trasformino in maligni. Lo *screening di primo livello* è costituito dall'esame del sangue occulto nelle feci (già citato nel capitolo scorso). Nel caso in cui l'esame risulta positivo, l'individuo passerà ad uno *screening di secondo livello*. A questo punto entra in gioco la colonscopia virtuale.

La CTC rappresenta oggi la strategia non invasiva potenzialmente più efficace nello screening del CCR. Benché non siano ancora disponibili studi che dimostrino la capacità della CTC nel prevenire l'incidenza del CCR o la mortalità ad esso associata, la comparazione tra l'accuratezza della CTC e quella della colonscopia per polipi clinicamente rilevanti, rileva come la prima sia sostanzialmente superiore a quella delle altre tecniche non invasive. Assumendo, per esempio, una sensibilità della virtuale dell'80-90% per polipi di dimensioni maggiore o uguale a 10 millimetri, tale tecnica apparirà nettamente più accurata del test del sangue occulto fecale che mostra un valore del 10-20%. Similmente, la sensibilità della rettosigmoidoscopia flessibile, completata da colonscopia in tutti i casi in cui un adenoma è identificato nel retto-sigma, ha mostrato una variabilità tra il 30% ed il 70%, a causa di una diversa associazione tra neoplasia del colon sinistro e quella del colon destro tra maschi e femmine.

La CTC invia alla colonscopia i pazienti che hanno evidenza di una lesione morfologica nel colon, mentre il test del sangue occulto fecale "scommette" su un'associazione tra sanguinamento della lesione e presenza della lesione stessa, e la rettosigmoidoscopia su una mal definita capacità delle lesioni neoplastiche del colon sinistro di predire la presenza di neoplasia del colon destro.

Un altro punto a favore della CTC è rappresentato dalla sua alta sensibilità per cancro. Nessuno screening ha come obiettivo l'annullamento dell'incidenza o mortalità di una malattia. Per questo, anche un numero relativamente alto di falsi negativi è sopportabile in un qualsiasi processo di prevenzione. Tuttavia non tutti i falsi negativi hanno la stessa rilevanza clinica. Nel caso del CCR, per esempio, un falso negativo per un polipo benigno, per quanto biologicamente aggressivo (stato avanzato) implica un pericolo per il paziente non superiore al 10% di avere un cancro del colon nei successivi 10 anni. Inoltre tale lesione potrebbe essere identificata in una fase ancora benigna nel successivo esame di screening a 5 o a 10 anni. Dal lato opposto, un falso negativo per cancro del colon assume un'enorme rilevanza a causa della veloce progressione di uno stadio precoce, associato ad una sopravvivenza del 70-95%, in uno stadio tardivo che ha una prognosi infausta nella maggior parte dei casi. L'elevata accuratezza della CTC per carcinomi del colon, nettamente superiore a quella della rettosigmoidoscopia e dei test della ricerca del sangue occulto, comporta il sostanziale vantaggio di minimizzare il pesante impatto di falsi negativi per cancro sulla campagna di screening. Tale vantaggio è particolarmente importante nei soggetti più anziani (70-80 anni), in cui il beneficio atteso dall'identificazione precoce di un cancro è presumibilmente superiore a quello di una prevenzione della sequenza adenoma-carcinoma nei successivi 10 anni.

Tale superiorità della CTC sugli altri test di screening non invasivi è indirettamente confermata dai modelli di simulazione computerizzata. Tali modelli hanno sempre avuto un ruolo preminente nel valutare l'efficacia dello screening del CCR per la loro capacita di proiettare l'individuazione di end-point intermedi, come i polipi adenomatosi, sull'incidenza e mortalità del CCR. Da tali modelli appare univocamente la capacità della CTC di prevenire il 60-80% dei cancri, contro il 30-50% della rettoscopia, laddove il test del sangue occulto si associa solo ad un down-staging di cancri già presenti, ma non alla loro prevenzione.

Di notevole interesse appare il confronto tra CTC e colonscopia. La colonscopia. infatti, è un esame molto accurato per l'identificazione di polipi e carcinomi, ed il suo uso è stato associato a sostanziali riduzioni del rischio di CCR. Il rischio di complicanze della colonscopia, benché presente, appare principalmente correlato con la parte operativa, cioè la rimozione dei polipi, da cui comunque il soggetto può aspettarsi un beneficio. Per tale ragione la classe medica, ed in particolare i gastroenterologi, ritiene la colonscopia un esame altamente efficace per la prevenzione del CCR. Tale consapevolezza è stata ulteriormente rafforzata dal confronto diretto tra colonscopia e rettosignmidoscopia, e da studi di fattibilità di tale screening in ospedali militari americani.

Tuttavia, a distanza di più di 10 anni dalla validazione della colonscopia come metodica di prevenzione, l'impressione generale è di una bassa compliance da parte della popolazione. Sondaggi telefonici condotti negli Stati Uniti indicano che non più del 5-10% della popolazione si è sottoposto ad una colonscopia nei 5 anni precedenti. Similmente, in Italia uno studio multicentrico randomizzato su screening con sangue occulto fecale o colonscopia, coordinato dal prof. Crespi, è stato prematuramente chiuso per la bassa compliance dei pazienti randomizzati a colonscopia (5-15%). Tali livelli di compliance appaiono assolutamente inaccettabili se comparati con quelli della mammografia e del dosaggio del PSA (Prostate Specific Antigen, Antigene Prostatico Specifico,) per la ricerca del cancro della prostata, nettamente superiori al 70%. La discrepanza è tanto più grave se pensiamo alla modesta efficacia di questi programmi di screening rispetto a quelli del colon. Purtroppo, è innegabile che livelli eccessivamente bassi di compliance pregiudicano severamente la validità di una strategia di screening. Se per esempio ammettiamo che l'efficacia della colonscopia nel prevenire l'incidenza del CCR è del 70%, una compliance del 10% significherebbe una prevenzione di un solo 7%. È chiaro, dunque, che ad un test non invasivo si richiede non tanto di raggiungere la sensibilità della colonscopia per questa o quella lesione, quanto di migliorare la compliance complessiva dello screening del CCR.

Potenzialmente, la CTC è un esame adatto a migliorare la compliance di un programma di screening. A differenza della colonscopia, la CTC non è percepita dai medici referenti e dalla popolazione come un esame invasivo o doloroso e comporta una drammatica riduzione del rischio di complicanze, che è di particolare importanza quando si propone un test medico ad una persona asintomatica. Potrebbe, in un prossimo futuro, giovarsi della diffusione di una tecnica senza preparazione che, riducendo il fastidio derivante dall'uso di farmaci lassativi, può migliorare sensibilmente la percezione dell'opinione pubblica per lo screening del CCR. Purtroppo. non esistono ancora studi che abbiano comparato la compliance attesa con un programma di CV rispetto ad uno di colonscopia; tuttavia, il progressivo aumento del numero di esami per anno negli Stati Uniti e l'evidenza della saturazione delle liste d'attesa in molti centri europei rafforza l'idea che la CTC sia ben accettata dalla popolazione. Similmente alla colonscopia, la fattibilità di effettuare uno screening con CTC su larga scala è stata dimostrata in due recenti articoli sul "New England Journal of Medicine" che hanno tra l'altro evidenziato una sensibilità per lesioni clinicamente rilevanti sovrapponibile a quella della colonscopia.

6.3 La preparazione: pulizia del colon

6.3.1 Obiettivi ed inconvenienti

La pulizia intestinale è un passaggio preliminare fondamentale per un esame di colonscopia virtuale (CV) ed ha lo scopo di rimuovere quanto più possibile i residui fluidi e fecali solidi dal colon, che sono causa di errori d'interpretazione. Solo un colon pulito può consentire una precisa identificazione e caratterizzazione anche di piccole lesioni.

La presenza di residui fecali solidi, infatti, può generare diversi problemi diagnostici: se in grande quantità essi possono simulare una massa neoplastica vegetante nel lume (falso positivo) oppure nascondere un piccolo polipo o un tumore (falso negativo); al contrario, un residuo solido di piccole dimensioni può erroneamente condurre a una

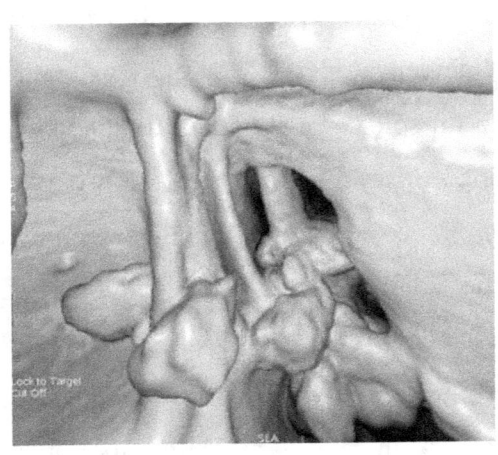

diagnosi di polipo (falso positivo). Un utile criterio di diagnosi differenziale e rappresentato dalla densità: omogenea per i polipi e disomogenea per i residui fecali, che spesso all'interno racchiudono minime bolle d'aria.

Figura 6.3.1.a: Immagine endoluminale che mostra multipli residui fecali solidi che simulano la presenza di una massa neoplastica vegetante nel lume del cieco (falso positivo).

Anche i residui fluidi sono responsabili di una riduzione dell'accuratezza diagnostica della CV. Infatti, un livello fluido impedisce una completa valutazione della parete colica, potendo anche nascondere lesioni di grandi dimensioni (falso negativo); e ciò indipendentemente dalla doppia scansione (prona e supina) alla quale vengono sottoposti i pazienti. Non sono rari, infatti, i casi in cui il cambiamento del decubito non comporti una ridistribuzione dei fluidi sufficiente per l'identificazione delle lesioni, che rimangono, pertanto, "sommerse" in entrambe le scansioni.

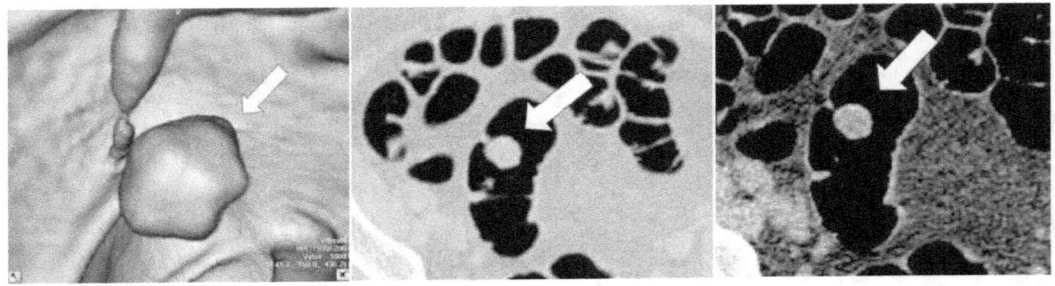

Figura 6.3.1.b, 6.3.1.c, 6.3.1.d: B- Presenza di lesione con aspetto simil polipoide localizzata a livello del sigma; C- La valutazione dell'immagine assiale con finestra per colonscopia virtuale non consente una caratterizzazione della lesione che sembra a tutti gli effetti un polipo; D- L'utilizzo di una finestra addominale mostra la presenza di alcune aree disomogenee all'interno della lesione, indicative di un residuo fecale.

Da ciò si deduce che la preparazione "ideale" per la CV debba ripulire il colon dalle feci formate, limitando al minimo la presenza di residui fluidi. Oltre a ciò essa deve essere sicura (non alterando, se possibile, l'equilibrio idro-elettrolitico), semplice nella posologia, rapida nell'esercitare la sua azione e accettabile dai pazienti, riducendo quanto più possibile motivi di discomfort quali crampi, flatulenza, distensione addominale, nausea, vomito e tenesmo rettale.

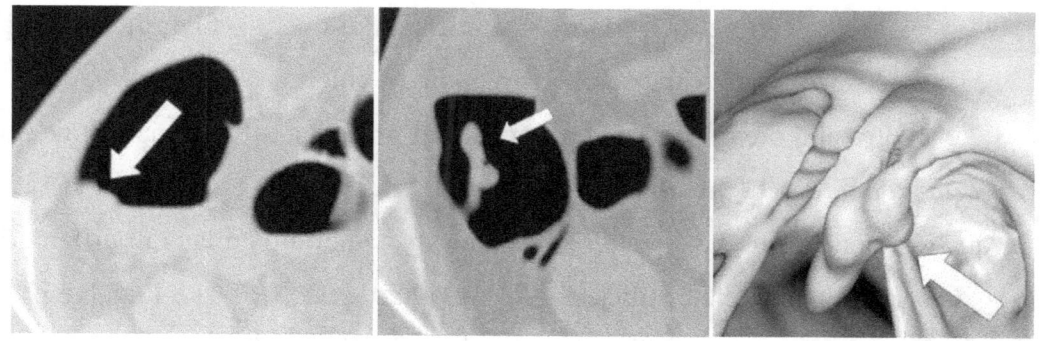

Figura 6.3.1.e, 6.1.3.f, 6.1.3.g: E- Immagine assiale ottenuta con paziente in posizione supina; presenza di abbondanti residui fluidi non marcati a livello della parete posteriore del cieco. Nel contesto di tali residui sembra apprezzarsi una lesione polipoide, iperdensa rispetto ai residui fluidi dai quali viene quasi interamente sommersa; **F-** Il cambio di decubito dalla posizione supina a quella prona consente uno spostamento dei residui fluidi sulla parete anteriore del cieco e una conseguente completa valutazione della parete posteriore, ove in prossimità di una plica è localizzato un polipo sessile; **G-** L'immagine endoluminale consente una migliore valutazione della posizione del polipo sessile sulla plica.

6.3.2 Protocolli di preparazione a base di lassativi

I protocolli di pulizia intestinale per la CV sono estremamente vari e ciò perché agli inizi della metodica i diversi gruppi di ricercatori hanno utilizzato le precedenti esperienze personali nell'ambito del clisma a doppio contrasto, oppure hanno mutuato gli schemi di preparazione per la colonscopia ottica.

I passaggi fondamentali per un'adeguata pulizia intestinale sono, comunque, due: una ***dieta alimentare a basso contenuto di fibre*** nei giorni precedenti l'esame e l'utilizzo di ***farmaci ad effetto lassativo***.

Indipendentemente dal farmaco catartico utilizzato, in tutti gli schemi di preparazione è consigliata una ***dieta a basso contenuto di fibre*** nei giorni precedenti l'esame: ciò allo scopo di limitare l'ingestione di alimenti difficilmente digeribili (ad esempio fibre vegetali) che potrebbero residuare nell'intestino nonostante l'assunzione del purgante. L'utilizzo di una dieta è prassi comune in molti centri, che la consigliano per una durata variabile da uno a cinque giorni, con la maggior parte concorde per una durata di tre. Esistono, comunque, evidenze sperimentali in base alle quali una dieta a basso contenuto di fibre può essere evitata, e ciò perché non sembrerebbe inficiare un'adeguata pulizia intestinale. Addirittura, in soggetti con problemi di stipsi cronica si suggerisce l'assunzione di fibre nei giorni precedenti l'esame al fine di migliorare il transito intestinale e consentire una completa pulizia del colon.

Oltre alla dieta, come già accennato in precedenza, la preparazione prevede l'uso di **_farmaci con potere lassativo_**. Esistono sostanzialmente 3 categorie di lassativi, ognuno dei quali ha delle proprietà, caratteristiche, dosaggi ed effetti collaterali differenti.

La soluzione elettrolitica di **_glicole polietilenico_** (**PEG**) è l'agente preferito da molti gastroenterologi per la pulizia intestinale preliminare alla colonscopia ottica ed è anche stato il farmaco lassativo utilizzato agli inizi della CV. Si tratta di un agente lassativo idrofilo, cioè di una soluzione isosmolare, non assorbibile, che provoca un'intensa diarrea acquosa, senza comunque alterare l'equilibrio idroelettrolitico. Ai fini della CV, la preparazione con PEG viene definita "umida" ("wet" nella letteratura anglosassone) in quanto determina un'importante quantità di residui fluidi che, come detto precedentemente, non potendo essere aspirati, hanno la potenzialità di ridurre significativamente l'accuratezza della metodica, impedendo un'ottimale valutazione dell'intera superficie endoluminale del colon.

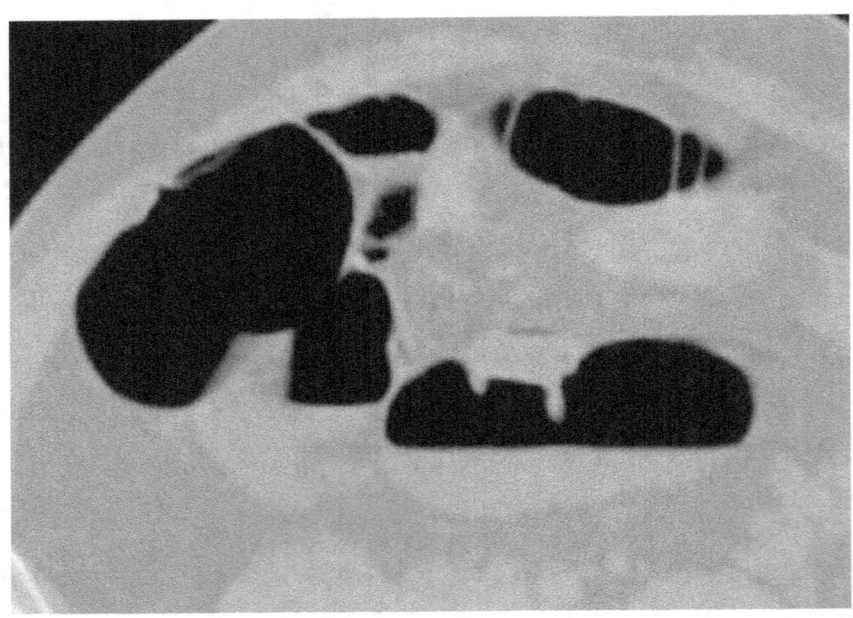

Figura 6.3.2.a: Protocollo di preparazione intestinale con PEG; immagine assiale ottenuta in paziente con posizione supina; presenza di multipli residui fluidi che, in tale acquisizione, coprono parzialmente la parete posteriore di un tratto del sigma intermedio e del discendente distale.

Il PEG ha il vantaggio di avere un effetto lassativo rapido e, soprattutto, gravato da scarsi effetti collaterali, dal momento che non altera l'equilibrio idro-elettrolitico del paziente. Si tratta, pertanto, di una preparazione sicura anche in soggetti anziani o in condizioni generali precarie. Le principali controindicazioni sono rappresentate dall'ileo paralitico, dalla ritenzione gastrica, dall'ostruzione gastrointestinale, dalla perforazione intestinale, dalla colite tossica e dal megacolon tossico. Purtroppo, il volume elevato (fino a 4 l da assumere il giorno precedente l'esame) associato al sapore "salino" rendono questa preparazione sgradevole a un numero anche cospicuo di pazienti; dopo somministrazione di PEG, inoltre, sono comuni discomfort addominale, gonfiore, nausea e vomito. In un recente lavoro, il 40% dei pazienti non è stato in grado di completare la preparazione con PEG e nello stesso studio l'84% dei pazienti ha riferito maggior tollerabilità verso il fosfato di sodio contro il 33% del PEG. Allo scopo di alleviare questi problemi, i gastroenterologi, per la colonscopia, hanno proposto uno schema di somministrazione alternativo, rappresentato dall'ingestione di soli 2 l di PEG; la riduzione del volume è resa possibile dall'uso congiunto di un altro agente, il bisacodile, un lassativo da contatto che agisce localmente sulle fibre parasimpatiche per indurre la peristalsi. I risultati di uno studio comparativo tra una preparazione con l'ingestione di 4 l di PEG rispetto a 2 l di PEG e bisacodile hanno dimostrato un'eguale qualità della pulizia del colon, ma un'accettabilità, da parte dei pazienti, che è stata del 93% in coloro che hanno ricevuto i 2 l rispetto al 66% dell'altro gruppo.

Altro farmaco dalle proprietà lassative è il *fosfato di sodio*: si tratta di un lassativo salino orale già ampiamente utilizzato per la preparazione del clisma a doppio contrasto e della colonscopia ottica. È un farmaco a base di sali inorganici osmoticamente attivi, non assorbibili e che rimangono nel lume intestinale durante il transito. La natura osmotica di questi farmaci determina un'inversione del normale flusso di acqua attraverso la parete intestinale con la conseguenza che entrano nel lume colico più fluidi di quanti non ne vengano assorbiti. Inoltre, questi farmaci stimolano la peristalsi, determinando un'accelerazione del transito del contenuto intestinale.

La preparazione con fosfato di sodio si definisce "asciutta" ("dry" degli autori anglosassoni), in quanto lascia una scarsa quantità di residui fluidi nel lume colico. Ciò è particolarmente importante in quanto, al contrario della colonscopia ottica, alla CV non è possibile aspirare i fluidi. E questo effetto è stato dimostrato in lavori di confronto con il PEG, ove si è dimostrata una netta riduzione dei residui fluidi utilizzando il fosfato di sodio.

Un problema, comunque, in un colon "asciutto" può essere rappresentato dalla frequente persistenza di minuti residui fecali solidi, che rimangono adesi alle pareti coliche e che possono creare difficoltà nella diagnosi differenziale con piccole lesioni polipoidi. Ciò è particolarmente vero se il soggetto non ha seguito strettamente una dieta a basso contenuto di scorie, nel qual caso una preparazione con PEG sembra essere migliore in termini di qualità delle immagini, e d'identificazione e caratterizzazione dei piccoli polipi.

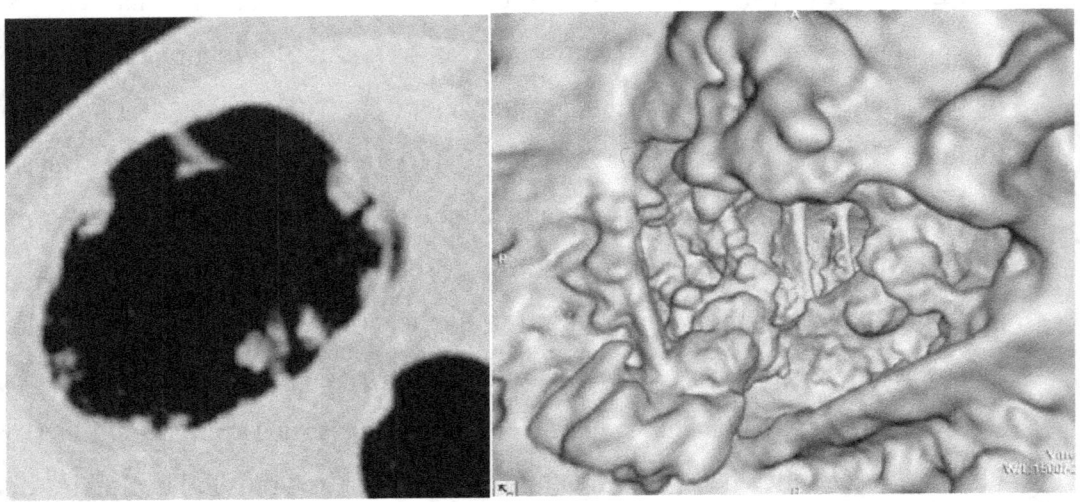

Figura 6.3.2.b e 6.3.2.c: Protocollo di preparazione con fosfato di sodio; B- Immagine assiale che mostra la presenza di alcuni residui fecali solidi caratteristici di questo tipo di preparazione, che rimangono adesi alle pareti del colon ascendente e che possono creare difficoltà nella diagnosi differenziale con piccole lesioni polipoidi; C- L'immagine endoluminale mostra la presenza di multiple irregolarità di parete che, soprattutto nel corso di una lettura 3d, possono causare alcuni problemi diagnostici nell'interpretazione dell'esame.

I vantaggi dell'utilizzo del fosfato di sodio sono principalmente legati alla migliore tollerabilità del farmaco rispetto al PEG, e ciò in considerazione del volume ridotto da assumere con il fosfato di sodio e del sapore salino sgradevole del PEG, e in alcuni casi anche alla migliore qualità della preparazione.

L'utilizzo del fosfato di sodio prevede, comunque, alcune precauzioni, in quanto il farmaco può determinare un rapido incremento della concentrazione di sodio sierico e ipopotassiemia, iperfosfatemia (fino al 39% dei pazienti) e ipocalcemia (5% dei pazienti). Esso, pertanto, è controindicato in pazienti con cardiopatia congestizia o con insufficienza renale.

Per quanto concerne l'utilizzo del fosfato di sodio, esistono fondamentalmente due diversi schemi di preparazione, che prevedono rispettivamente la somministrazione di una singola dose (45 ml), generalmente assunta in combinazione con il bisacodile, o di una doppia dose (90 ml). La dose doppia, preferita dai gastroenterologi, è oggi praticamente non più utilizzata in ambito di CV, in quanto non è stato dimostrato un miglioramento della pulizia del colon.

Nei 3 gg precedenti l'esame Dieta a basso contenuto di fibre Alimenti non consentiti: verdure, frutta, legumi, alimenti integrali, carni rosse		
Il giorno precedente l'esame		
Polietilenglicole (dose standard)	*Pomeriggio:* 4 l (34,8 g × 500 ml d'acqua) di soluzione in unica somministrazione a intervalli regolari di 15-30 minuti in circa 2-4 ore	Idratazione abbondante (almeno 1,5-2 l)
(dose ridotta)	*Pomeriggio:* 2 l (34,8 g × 500 ml di acqua) di soluzione in unica somministrazione a intervalli regolari di 15-30 minuti in circa 2-4 ore *Sera:* 4 confetti di bisacodile (5 mg) per os	Idratazione abbondante (almeno 1,5-2 l)
Fosfato di sodio (dose singola)	*Pomeriggio:* 45 ml diluiti in 120 ml di acqua *Sera:* 4 confetti di bisacodile (5 mg) per os *Mattino seguente* (2 ore prima della CV): 1 supposta di bisacodile (10 mg) per via rettale	Idratazione abbondante (almeno 1,5-2 l)
(dose doppia)	*Pomeriggio:* 45 ml diluiti in 120 ml d'acqua *Dopo 3 ore:* 45 ml diluiti in 120 ml d'acqua *Sera:* 4 confetti di bisacodile (5 mg) per os *Mattino seguente* (2 ore prima della CV): 1 supposta di bisacodile (10 mg) per via rettale	Idratazione abbondante (almeno 1,5-2 l)
Citrato di magnesio	*Pomeriggio:* 200-300 ml di citrato di magnesio *Sera:* 4 confetti di bisacodile (5 mg) per os *Mattina seguente* (2 ore prima della CV): 1 supposta di bisacodile (10 mg) per via rettale	Idratazione abbondante (almeno 1,5-2 l)
La sera precedente l'esame Dieta liquida: brodo di carne, tè, camomilla con miele sciolto		

Figura 6.3.2.d: Schema riassuntivo delle diverse tipologie di preparazioni per la pulizia intestinale; notiamo come la dieta sia il punto fermo, mentre per quanto riguarda l'uso dei lassativi è possibile scegliere tra PEG, fosfato di sodio e citrato di magnesio.

Il ***citrato di magnesio*** è un altro lassativo salino con un'azione simile al fosfato di sodio, che determina un accumulo di fluidi nell'intestino a causa del suo potenziale osmotico e promuove l'attività peristaltica e lo svuotamento intestinale. L'azione si ottiene poche ore dopo l'ingestione del farmaco. La pulizia del colon è, come nel caso del fosfato di sodio, "asciutta" perché lascia una scarsa quantità di residui fluidi nel lume. Rispetto al fosfato di sodio il citrato di magnesio ha un profilo di sicurezza migliore. Le alterazioni dell'equilibrio idro-elettrolitico sono meno severe e non si osservano le marcate iperfosfatemia e ipocalcemia tipiche della somministrazione di fosfato di sodio. Viene comunque raccomandata prudenza nei pazienti con insufficienza renale.

Il citrato di magnesio è disponibile in due formulazioni, come soluzione acquosa oppure come polvere. Anch'esso viene somministrato in associazione con il bisacodile. Il razionale di questa preparazione consiste nel fatto che il citrato di magnesio pulisce il colon, lasciando alcuni residui fluidi e fecali solidi; le compresse di bisacodile ripuliscono il colon prossimale dai residui, mentre la supposta aiuta ad evacuare il colon distale.

6.3.3 La marcatura delle feci o "faecal tagging"

Gli schemi di preparazione intestinale descritti, pur essendo quelli correntemente utilizzati nella maggior parte dei centri per la CV, soffrono di due fondamentali problemi: la scarsa compliance del paziente e le difficoltà interpretative dovute alla presenza di residui fluidi e/o fecali solidi. La compliance del paziente è un problema estremamente importante, se si pensa che una parte dei soggetti, alla domanda se trovano più tollerabile la CV o la colonscopia ottica, non hanno preferenze o addirittura favoriscono la colonscopia tradizionale, qualora sia effettuata in sedazione.

Inoltre, la maggior parte dei soggetti sottoposti ad uno studio del colon, pur preferendo perlopiù la CV alla colonscopia ottica e al clisma a doppio contrasto, rispondono che la parte peggiore di tutto il processo è rappresentata dalla preparazione. Il cambiamento degli schemi di preparazione non ha offerto un sostanziale beneficio, in quanto il problema fondamentale rimangono sempre i fastidi addominali e, talvolta, anche la nausea e il vomito. La ricerca è quindi tesa allo sviluppo di preparazioni meno invasive, le cosiddette *preparazioni ridotte*, o addirittura agli studi senza preparazione intestinale (*prep-less* della letteratura anglosassone).

Il secondo problema della preparazione intestinale classica è rappresentato dalla difficoltà d'interpretazione di alcuni piccoli reperti. Non è spesso possibile, infatti, sulla sola base delle immagini acquisite, differenziare un minuto residuo fecale, adeso alla parete del colon, da un piccolo polipo sessile, in quanto i residui fecali possono non essere mobili nei due decubiti e rimanere adesi alle pareti; inoltre, quando presentano dimensioni estremamente ridotte, non possono utilizzarsi gli usuali criteri di diagnosi differenziale, perche le misurazioni densitometriche non sono realistiche e riproducibili.

Entrambi questi problemi trovano una soluzione nell'utilizzo di tecniche di **marcatura dei residui fluidi e delle feci** ("*fluid/faecal tagging*" per gli autori anglosassoni).

La marcatura dei residui fluidi e fecali consiste nella somministrazione orale di un mezzo di contrasto positivo, in grado d'incrementarne la densità rispetto alle strutture anatomiche normali e a polipi e tumori, che caratteristicamente presentano una densità tipica dei tessuti molli.

Indipendentemente dal metodo, il regime di marcatura dovrebbe idealmente aumentare la densità delle feci e dei fluidi marcati a un valore di circa 200-800 UH. Un'attenuazione media al di sotto di questo livello risulta in una significativa porzione di materiale fecale non marcato e rende l'interpretazione, per l'uomo e per il computer, più difficile. Per il lettore umano, una marcatura parziale rende l'interpretazione potenzialmente più dispendiosa in termini di tempo e più difficile, dal momento che si richiede maggiore energia mentale per caratterizzare le feci residue. Una marcatura con un'attenuazione media superiore a 800 UH può determinare artefatti a stria e uno pseudo-enhancement dei polipi; con questo termine ci si riferisce a un incremento artificioso della densità dei polipi, dovuto all'effetto del materiale di marcatura iperdenso circostante. Un fenomeno simile a quanto accade alle cisti renali semplici durante gli esami TC con iniezione endovenosa di un mezzo di contrasto iodato. Per la CV e l'identificazione dei polipi, lo pseudo-enhancement può determinare un errore di caratterizzazione, sottostimando le dimensioni dei polipi, in particolare se si utilizza la pulizia elettronica per la visualizzazione 3D. Dal momento che le dimensioni rimangono il criterio più importante per assegnare un determinato rischio a un dato polipo, lo pseudo-enhancement dovrebbe essere evitato e la densità di marcatura dovrebbe essere modulata di conseguenza.

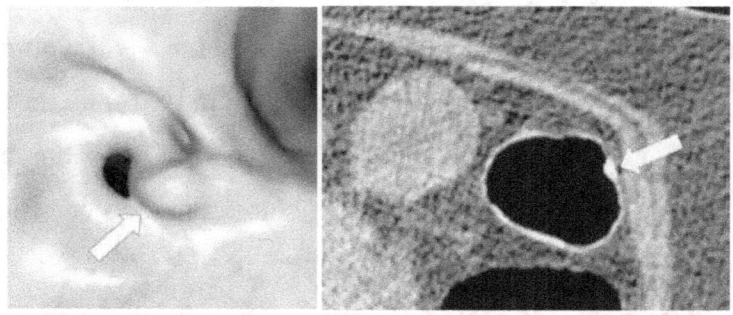

Figura 6.3.3.a e 6.3.3.b: A- L'immagine endoluminale mostra una lesione di aspetto polipoide; **B-** La valutazione dell'immagine assiale permette facilmente di porre diagnosi di residuo fecale solido, marcato da m.d.c. orale.

I principali vantaggi della marcatura dei residui fluidi e fecali sono rappresentati da un incremento della sensibilità della metodica (identificazione di lesioni sommerse in entrambe le scansioni, prona e supina), ma anche della specificità, in particolare per le piccole lesioni (possibilità di una diagnosi differenziale tra un residuo fecale e un polipo), da un miglioramento dell'efficienza nei tempi di refertazione e dalla possibilità di migliorare la compliance del paziente, in quanto la marcatura dei residui fluidi e fecali è alla base dei protocolli di preparazione ridotta e di quelli senza lassativi.

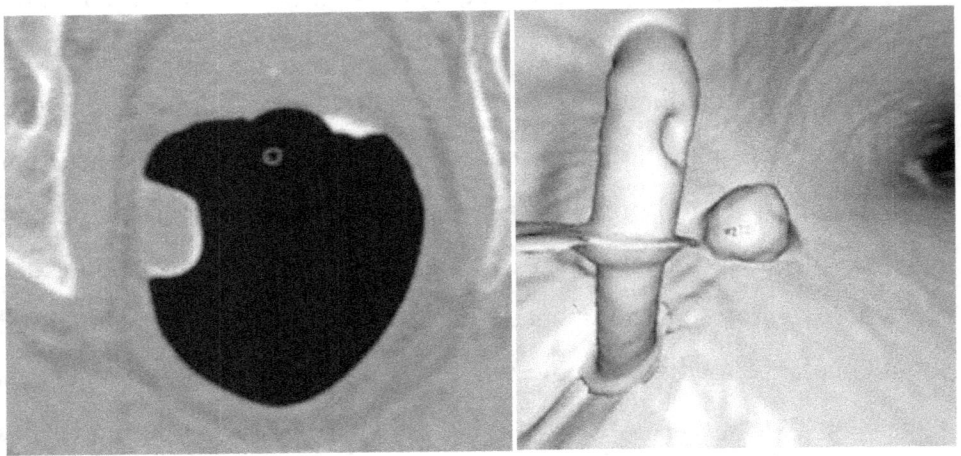

Figura 6.3.3.c e 6.3.3.d: C-Immagine assiale che mostra un polipo sessile a livello del colon retto, verniciato solo esternamente dal m.d.c. assunto per os, mentre il residuo fecale situato sulla parete anteriore è totalmente marcato; D- Ricostruzione endoluminale in cui si apprezza il polipo sessile nei pressi del catetere di Foley, utilizzato per insufflare aria nel colon.

Attualmente, gli studi clinici sono stati focalizzati sull'utilizzo di due tipi di mezzi di contrasto: i baritati e gli iodati. Il solfato di bario, una sostanza inerte e relativamente insolubile, è stata usata con successo per molti decenni negli studi radiologici dell'intestino. Per la CV, il bario è usato in preparazioni con percentuale peso/volume variabili tra il 2% e il 40% e somministrato in aliquote di 25-50 ml negli 1-2 giorni antecedenti l'esame. Il tempo di somministrazione e il volume di agente di contrasto variano spesso in maniera inversa rispetto al grado di pulizia intestinale impiegata in un dato schema di preparazione. Pertanto, i protocolli di pulizia intestinale che non prevedono l'uso di lassativi (protocolli "prep-less") e che sono pertanto più favorevoli per i pazienti, necessitano di una marcatura più "pesante" per identificare chiaramente le feci residue e trattasi generalmente di protocolli su due o anche più giorni. Al contrario, l'uso di un lassativo riduce l'onere della marcatura, dal momento che la maggior parte delle feci è già espulsa; pertanto, in questo caso, la marcatura è effettuata con la somministrazione del mezzo di contrasto solo il giorno precedente l'esame.

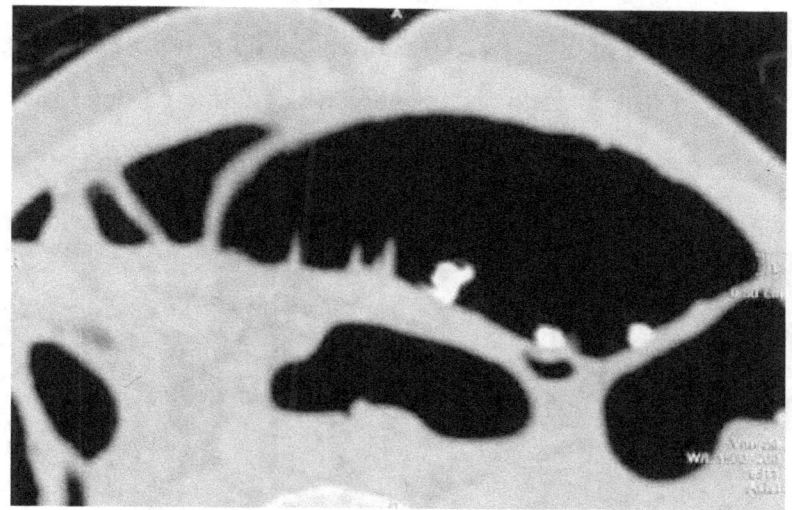

Figura 6.3.3.e: Immagine assiale con protocollo di preparazione con bario: all'interno del colon trasverso sono presenti residui fecali adesi alla parete posteriore, ben marcati dal mezzo di contrasto, pertanto ben distinguibili da eventuali polipi.

Il bario è ben tollerato ed ha un rischio di reazioni allergiche praticamente nullo, ma determina una marcatura disomogenea dei residui fluidi per la sua relativamente bassa solubilità; infatti, il bario necessita di emulsionanti per rimanere in sospensione nei fluidi enterici. La risultante eterogeneità del bario diviene un problema con le preparazioni ridotte e addirittura senza l'uso di lassativi, in particolare quando s'intendono utilizzare

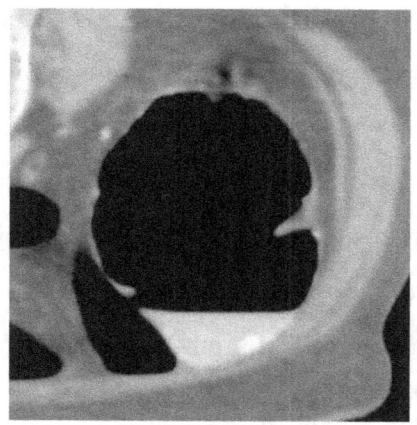

software di pulizia elettronica che lavorano meglio se la marcatura è davvero omogenea. A causa della bassa solubilità del bario nei fluidi intestinali, è stato osservato che la marcatura con bario è ottimizzata quando si aggiunge un mezzo di contrasto iodato al protocollo.

Figura 6.3.3.f: Doppia marcatura: il bario marca il residuo fecale solido adeso alla parete, mentre il m.d.c. iodato rende iperdenso il residuo fluido.

Le preparazioni senza lassativi con il solo uso del bario sono ancora in una fase di sperimentazione in centri accademici e pertanto non sono menzionate.

I mezzi di contrasto iodati, che comprendono sia sostanze ioniche iperosmolari sia i mezzi di contrasto non ionici isosmolari o a bassa osmolarità, sono completamente solubili in acqua e utili per l'opacizzazione del tratto gastro-enterico. Le preparazioni ioniche, quali i sali di dimeglumina (Gastrografin, Bayer-Schering), sono tra quelle maggiormente utilizzate in CV. E mentre è sempre più evidente che una marcatura ottimale con bario richiede l'aggiunta di un mezzo di contrasto iodato, non sembra essere vero il contrario, in quanto i mezzi di contrasto iodati marcano egualmente bene sia le feci solide sia i fluidi enterici.

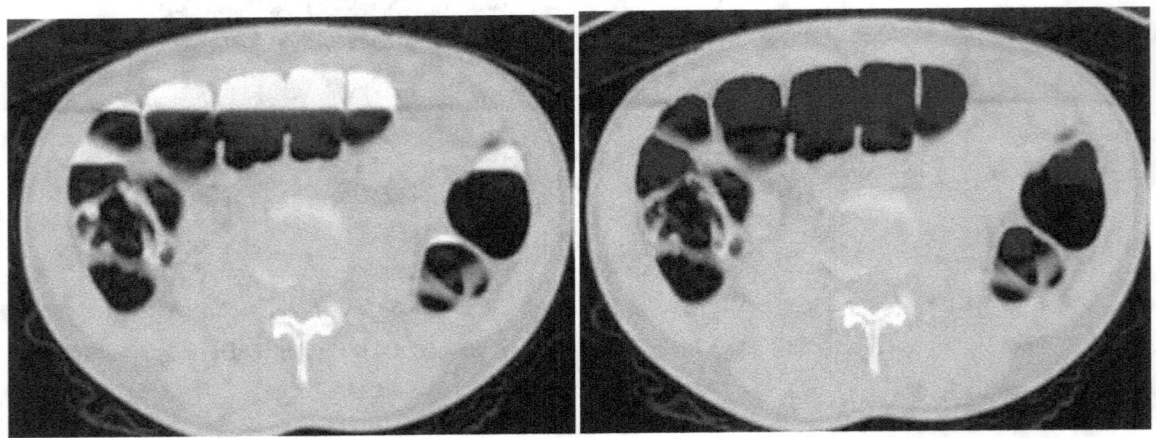

Figura 6.3.3.g e 6.3.3.h: G- Immagine assiale con finestra per colonscopia in cui è ben visibile la marcatura dei residui fecali fluidi tramite mezzo di contrasto iodato; H- La stessa immagine è riproposta in seguito a rimozione elettronica delle feci; una corretta somministrazione del m.d.c. minimizza gli artefatti a stria e di pseudo-enhancement.

La frequenza stimata di reazioni allergiche alla sola somministrazione orale di mezzi di contrasto iodati è molto più bassa rispetto a quella intra-vascolare ed è stata osservata con i soli agenti ionici. Non sono note reazioni allergiche severe ai mezzi di contrasto iodati non ionici per il solo uso orale. È stato osservato che una marcatura combinata con bario e agenti iodati possa lasciare un sottile strato di mezzo di contrasto sulla superficie dei polipi adenomatosi villosi, ma al momento non è chiaro se ciò derivi dalle proprietà tensioattive dei mezzi di contrasto baritati e iodati, usati per la marcatura, oppure dalla superficie villosa del polipo. I mezzi di contrasto organo-iodati, pertanto, possono essere utilizzati per marcare i residui fluidi, essendo somministrati congiuntamente a farmaci con effetto lassativo o anche con preparazioni ridotte. Ma, al contrario di quanto accade per il bario, i protocolli di marcatura con mezzi di contrasto iodati iperosmolari (Gastrografin, Bayer-Schering), senza l'utilizzo di alcun farmaco lassativo, sono stati ampiamente testati e sono oggi utilizzati routinariamente nella pratica clinica. Si tratta d'incrementare le dosi del mezzo di contrasto che, in virtù dell'iperosmolarità, richiama acqua nel lume intestinale e determina un ammorbidimento delle feci e, in una certa percentuale di soggetti, fino al 10%, una franca diarrea, comunque nettamente meno gravosa di quella indotta dai lassativi.

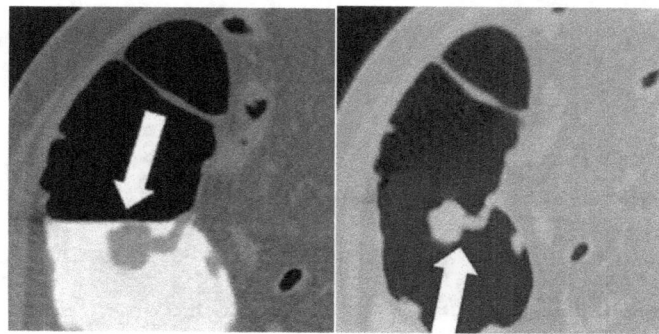

Figura 6.3.3.i e 6.3.3.l: Protocollo di preparazione con diatrizoato di dimeglumina, senza alcun farmaco lassativo. I- Immagine assiale 2D che mostra la presenza di un grossolano polipo peduncolato a livello della parte mediale del cieco, caratterizzato da una densità dei tessuti molli e completamente sommerso dai residui fluidi marcati dal mezzo di contrasto orale utilizzato come preparazione; L- Immagine assiale 2D della stessa lesione ottenuta dopo la rimozione elettronica dei residui.

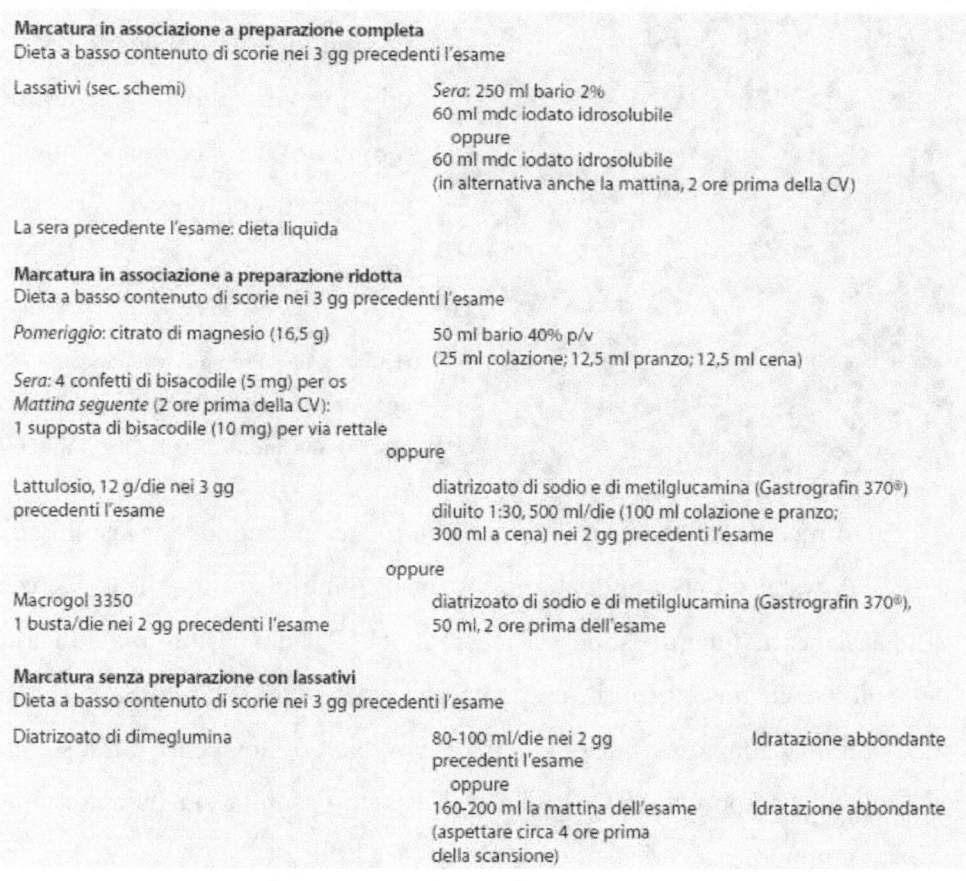

Figura 6.3.3.m: Schema delle tipologie di preparazione con faecal tagging in associazione completa, parziale o assente a lassativi.

6.4   La preparazione: distensione del colon

La preparazione del paziente per effettuare un esame di colonscopia virtuale (CV) e estremamente semplice, poiché non è necessaria alcuna pre-medicazione ne sedazione e l'unico farmaco che viene in genere somministrato è un agente spasmolitico. È richiesto solo il digiuno il giorno dello studio, nel caso in cui si dovesse iniettare per via endovenosa un mezzo di contrasto (m.d.c.); ma questa non è la regola, dal momento che l'uso del m.d.c. è limitato solo ad alcune situazioni cliniche.

Di seguito andremo a trattare il primo passaggio necessario prima di procedere alla scansione del paziente: la *distensione del colon.*

L'importanza di ottenere un'adeguata distensione del colon prima di un esame di CV non deve assolutamente essere trascurata, in quanto un lume ben disteso semplifica l'interpretazione dello studio, ne riduce di conseguenza il tempo di lettura e aumenta notevolmente l'accuratezza diagnostica e, al contrario, un segmento collassato può causare

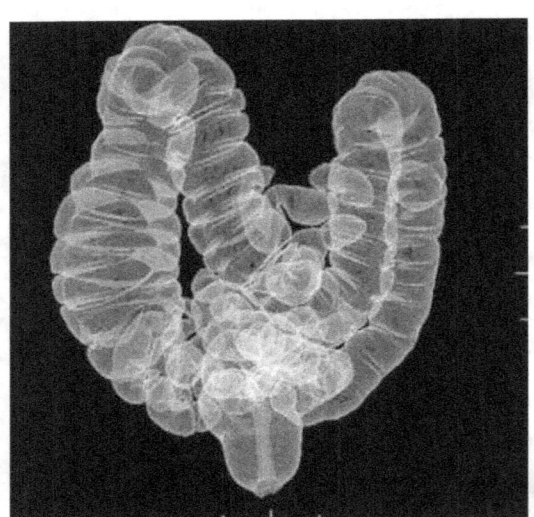

gravi problemi, nascondendo una lesione intraluminale, o rendendo di difficile valutazione un normale reperto anatomico come quello rappresentato da una plica ispessita o di morfologia complessa.

Figura 6.4.a: Esempio di adeguata distensione intestinale, documentata dall'immagine simil "doppio contrasto" in cui si osserva una buona distensione di tutti i segmenti colici.

Un recente lavoro di revisione sulla mancata diagnosi di lesioni coliche significative (> 1 cm), tratto da un ampio studio prospettico multicentrico, ha evidenziato come la causa di una mancata diagnosi andasse ricercata nel 57% dei casi in una non adeguata distensione del colon e in un'impropria preparazione intestinale. La distensione del colon si ottiene mediante insufflazione retrograda, per via rettale, di un agente gassoso, generalmente l'aria o l'anidride carbonica (CO_2), che può essere eseguita sia manualmente sia tramite una pompa automatica.

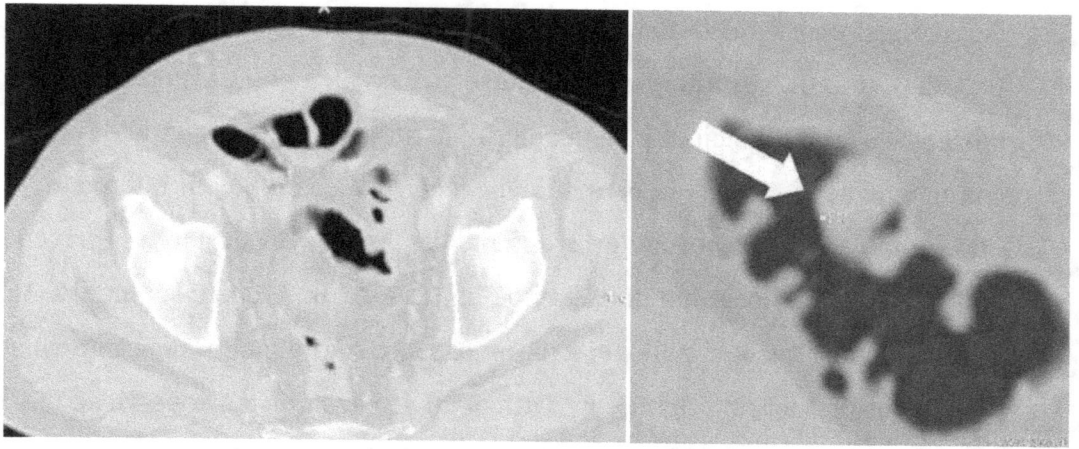

Figura 6.4.b e 6.4.c: B- Esempio di scarsa distensione del sigma; C- Cambio di decubito da supino a prono con ulteriore insufflazione di aria; la valutazione è semplificata, nella fattispecie si nota un polipo sessile a livello del sigma.

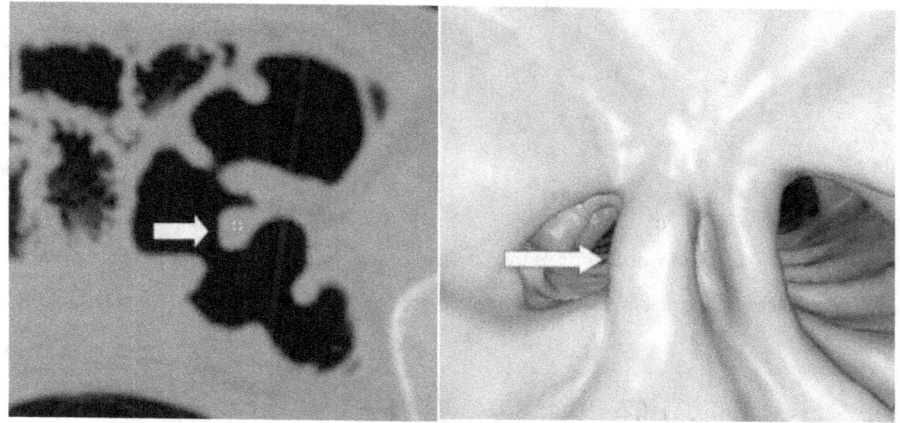

Figura 6.4.d e 6.4.e: D- L'immagine assiale documenta una lesione con aspetto polipoide; E- L'immagine endoluminale dirime ogni dubbio consentendo una diagnosi di plica ispessita.

Preliminarmente alla distensione è necessario introdurre un catetere per via anale. Per minimizzare il discomfort del paziente e il rischio di perforazione intestinale, dovuto ad un traumatico posizionamento del catetere rettale stesso, la punta di quest'ultimo deve essere sempre lubrificata mediante un gel. La scelta del catetere rettale dipende principalmente dalla disponibilità degli stessi nelle diverse strutture sanitarie, dalla scelta del metodo di distensione e dal paziente.

Dev'essere sottolineato come ci siano attualmente diverse evidenze della letteratura circa la completa sovrapponibilità nell'adeguatezza della distensione intestinale ottenuta utilizzando sottili cateteri di gomma o le classiche sonde da clisma, rigide e di maggior calibro; se a questo si aggiunge che le sonde da clisma sono associate a un più alto rischio di perforazione e soprattutto a un maggiore discomfort per il paziente stesso, ben si comprende come l'uso dei cateteri di gomma morbida sia quello più comunemente praticato. Infatti, la sottile punta del catetere di gomma non causa particolari traumatismi al paziente e il palloncino posizionato alla sua estremità, gonfiato con aria, o meno comunemente con acqua, permette un sicuro ancoraggio all'interno del lume rettale, impedendo la dispersione d'aria durante la fase di distensione e prevenendo una sua dislocazione con il cambio di decubito del paziente, da prono a supino. Bisogna comunque ricordare come anche il palloncino di un catetere sottile può, seppur raramente, nascondere piccole lesioni del retto basso, in particolare se per la distensione viene utilizzata l'acqua.

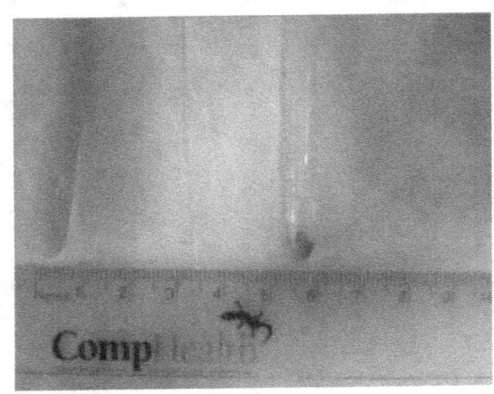

Una volta posizionato il catetere o la sonda da clisma, si procede alla distensione del colon mediante insufflazione di aria o CO2, con tecnica manuale o automatica.

Figura 6.4.f: Esempio di sottili cateteri in gomma utilizzati per l'insufflazione di aria nel colon. A differenza delle sonde per colonscopia, il loro diametro è inferiore al centimetro. All'estremità distale sono dotati di materiale radiopaco per individuarne l'esatta posizione all'interno del retto. Il foro di fuoriuscita dell'aria si trova lateralmente per evitare che residui fecali possano penetrare ed otturarne il lume.

6.4.1 Insufflazione manuale di aria

La distensione intestinale con aria è largamente utilizzata, essendo il metodo più semplice e di gran lunga il più economico. Il componente più rappresentato nell'aria ambientale è l'azoto, un gas inerte, il quale, una volta insufflato nel colon, non diffonde passivamente e rapidamente attraverso le pareti, consentendo pertanto una rapida e buona distensione del lume intestinale. Se da un certo punto di vista ciò rappresenta un vantaggio nell'ottica di una buona riuscita dell'esame, occasionalmente, durante un esame di CV, così come avviene ed è stato ampiamente dimostrato per il clisma a doppio contrasto, l'aria insufflata può rimanere all'interno del colon per molte ore, in circa il 13% dei pazienti, causando nel 7% importanti dolori addominali.

Per distendere il colon con aria si usa una tecnica manuale, con l'insufflazione effettuata mediante una pompetta o una sacca di plastica da almeno 2 litri. Con il paziente in decubito laterale sinistro, si procede alla distensione del colon con circa 1 litro di gas, invitando poi il paziente ad assumere la posizione prona e proseguendo la distensione fino a quando il paziente stesso giudichi questa procedura tollerabile. Volendo quantificare il volume d'aria da utilizzare per distendere il colon del paziente, con questo metodo sono necessarie circa 50-60 pompate in un tempo di 1-2 minuti per erogare circa 2 litri di gas, considerati sufficienti per un'adeguata distensione di tutto il lume colico nei pazienti con una valvola ileo-ciecale continente. Il volume di 2 litri non può comunque essere indicato in maniera assoluta, dal momento che sia la lunghezza del colon sia la tollerabilità del paziente alla distensione variano da soggetto a soggetto.

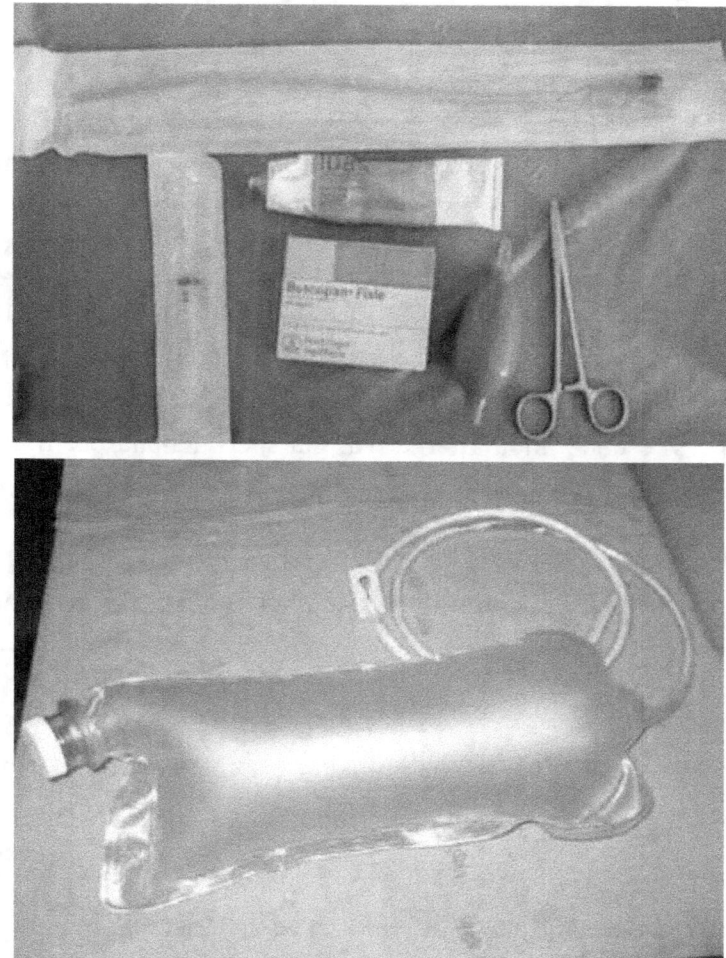

Figura 6.4.1.a e 6.4.1.b: A- Occorrente per insufflazione manuale di aria; in alto il catetere in gomma a due vie: una via è per la pompetta manuale (in basso a destra), l'altra via è per la siringa che immetterà aria per gonfiare il palloncino del catetere per l'ancoraggio al retto (in basso a sinistra); al centro vi sono il gel per la lubrificazione del catetere e farmaci spasmolitici. B- Sacca contenente due litri di aria da utilizzare in luogo della pompetta manuale, con valvola per clampaggio.

Durante l'insufflazione, che viene cominciata, come detto, preferibilmente in decubito laterale, s'invita il paziente, nonostante la sensazione di tenesmo, a trattenere l'aria insufflata contraendo la muscolatura sfinteriale, eventualmente incrociando le gambe ed effettuando delle profonde inspirazioni. In questa fase, i migliori risultati si ottengono se chi è deputato alla distensione, il radiologo, il tecnico o l'infermiere, segue il paziente sia dal punto di vista clinico sia psicologico.

Un aspetto importante, inoltre, è rappresentato dalla durata della manovra di distensione intestinale, che dev'essere continua, ma lenta; infatti, una distensione troppo rapida è associata nella maggior parte dei casi a un maggior discomfort del paziente con un aumento significativo di dolori addominali crampiformi, fino ad un possibile spasmo sigmoideo. Alcuni autori hanno anche valutato l'efficacia di un'insufflazione manuale del colon effettuata dal paziente stesso, dimostrando come la procedura offra risultati sovrapponibili alla distensione con pompa automatica, e possa pertanto essere proposta come valida soluzione alternativa ai pazienti che eventualmente la preferissero.

6.4.2 Insufflazione automatica di anidride carbonica

L'utilizzo della CO2 come agente gassoso per la distensione intestinale durante un esame di CV è una valida alternativa, già sperimentata per il clisma a doppio contrasto e per l'endoscopia. Il principale vantaggio sta nel fatto che la CO2 è riassorbita dalla mucosa colica fino a 150 volte più velocemente dell'aria e ciò determina una più rapida risoluzione dell'iperdistensione del colon immediatamente dopo l'esame e una conseguente riduzione dei dolori addominali.

La distensione intestinale con CO2 può essere ottenuta con tecnica manuale, come per l'aria, o mediante l'utilizzo di una pompa automatica, la quale è in grado di mantenere, durante l'intera procedura, una pressione controllata e costante di circa 25 mmHg ed è in grado di monitorare la quantità di CO2 erogata. È stato dimostrato come l'uso di una pompa automatica migliori la compliance del paziente, dovuta in parte al mantenimento di una pressione costante durante tutta la procedura di distensione, con una riduzione consensuale sia degli spasmi sia dei dolori addominali causati dalle differenti pressioni esercitate con la tecnica manuale, e in parte al più rapido riassorbimento della CO2 stessa rispetto all'aria.

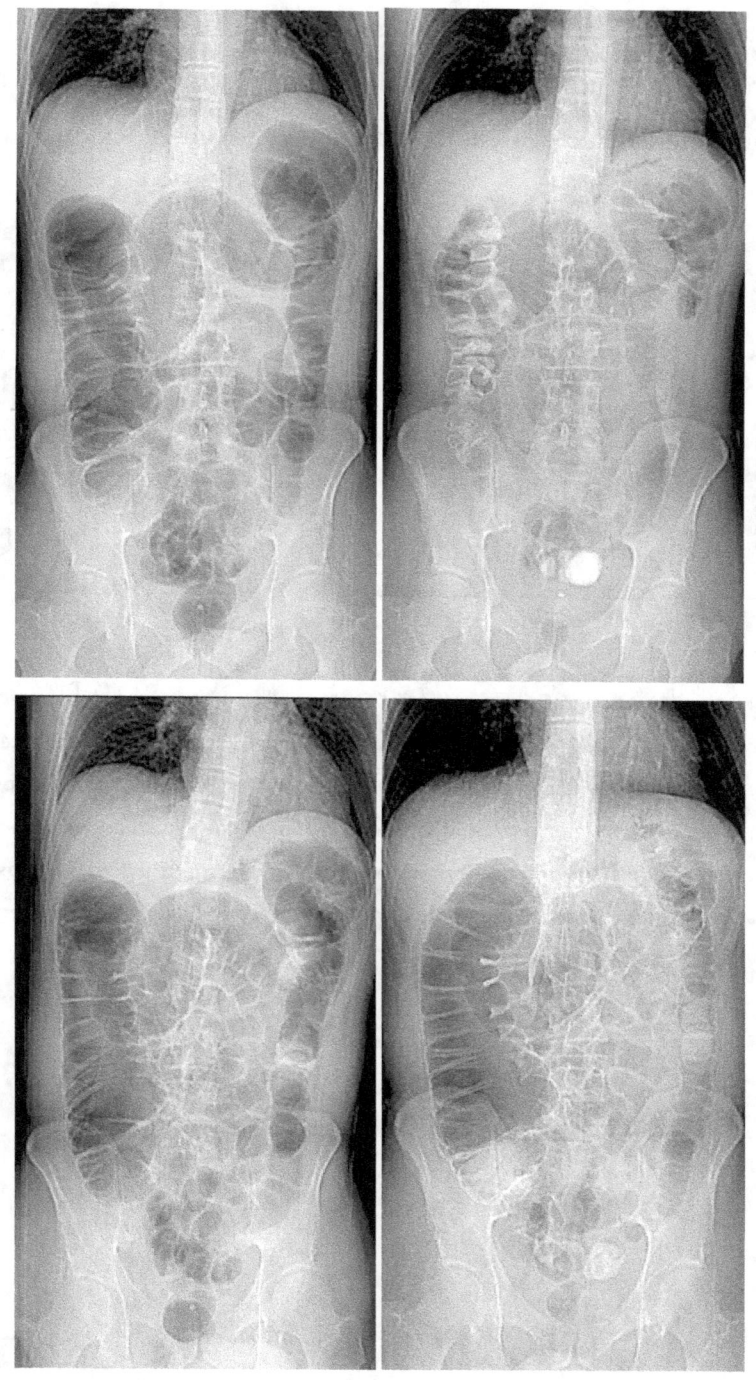

Figura 6.4.2.a e 6.4.2.b (sopra), 6.4.2.c e 6.4.2.d (sotto): Scansioni scout in paziente uomo di 52 anni. A- Scout eseguita immediatamente dopo insufflazione di CO2; B- Scout eseguita a 15 minuti dall'insufflazione di CO2; C- Scout eseguita immediatamente dopo insufflazione di aria; D- Scout eseguita a 15 minuti dall'insufflazione di aria. Si nota come la CO2 venga assorbita dall'organismo con maggiore rapidità rispetto all'aria, che dopo 15 minuti persiste, specialmente nel colon ascendente, causando fastidi addominali anche al termine dell'esame.

Per quanto riguarda l'adeguatezza della distensione intestinale, esistono in letteratura dati controversi. Alcuni autori, comparando la distensione ottenuta con la pompa automatica di CO2 con quella manuale ottenuta con l'aria o la CO2 stessa, hanno dimostrato come l'utilizzo della pompa automatica sia associato a un miglioramento della distensione intestinale in alcuni segmenti colici come il sigma ed il colon discendente.

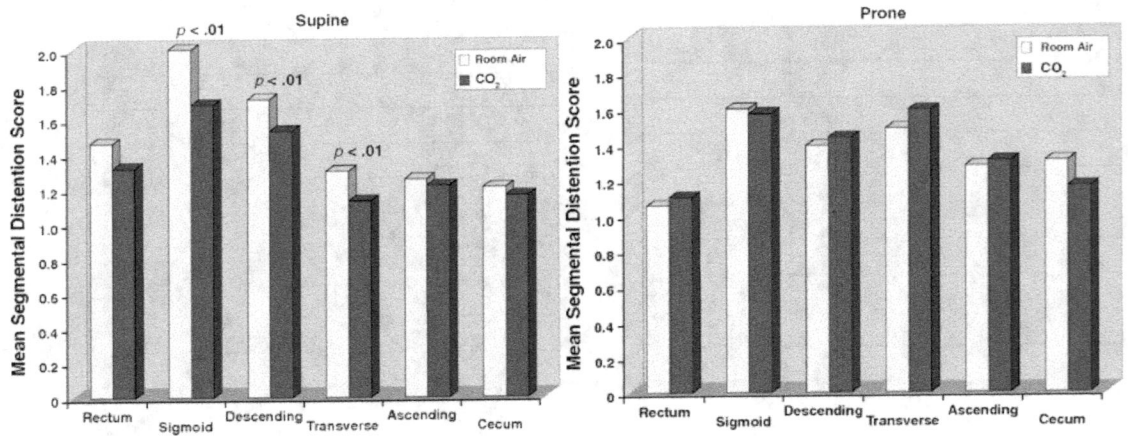

Figura 6.4.2.e e 6.4.2.f: I grafici mostrano il "punteggio" di distensione delle regioni coliche, in comparazione tra insufflazione di aria e CO2. A valori che si avvicinano al 2 corrispondono punteggi di distensione più bassi, al contrario, a valori che si avvicinano all'1 corrispondono distensioni del colon ottimali. A- Posizione supina: in entrambe le metodiche, sigma e discendente sono le regioni che si distendono meno; l'insufflazione di CO2 consente di ottenere gradi di distensione migliore in tutti i segmenti rispetto all'aria; B- Posizione prona: le due metodiche tendono ad eguagliarsi; sigma, discendente e trasverso registrano livelli di distensione non ottimali.

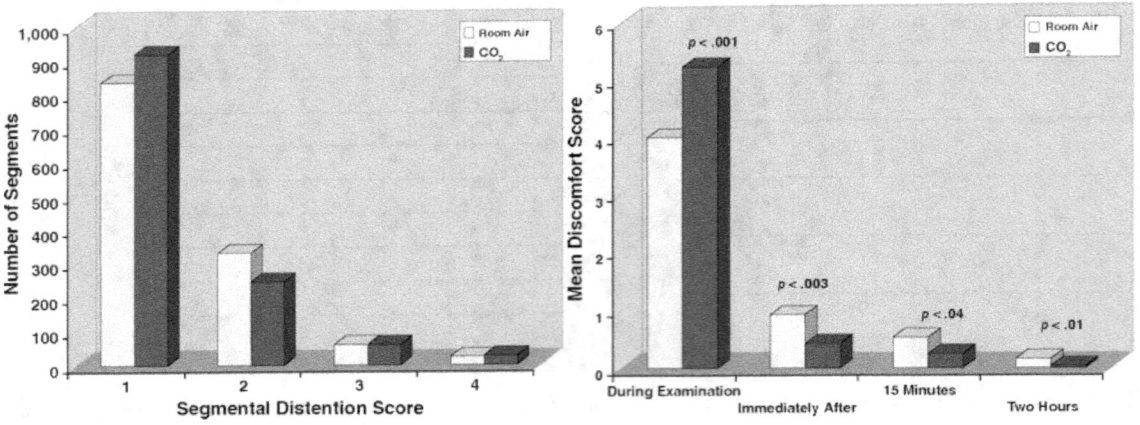

Figura 6.4.2.g e 6.4.2.h: G- Punteggio di distensione rapportato al numero di casi analizzati; nella quasi totalità dei casi la distensione è stata ottimale per la lettura (punteggi 1 e 2); l'insufflazione di CO2 ha consentito una distensione ottimale in più casi rispetto all'insufflazione di aria, mentre quest'ultima registra un valore più elevato di casi per una buona distensione colica rispetto alla CO2; i casi di cattiva distensione sono minimi ed equivalenti tra le 2 metodiche. H- Disconfort del paziente: i fastidi durante l'esame sono superiori con l'insufflazione di CO2; la capacità di assorbimento di CO2 fa sì che immediatamente dopo l'esame i fastidi scendano drasticamente rispetto all'insufflazione di aria nel colon. A 2 ore dall'esame i fastidi sono quasi nulli per entrambe le metodiche.

Altri, invece, affermano che la distensione intestinale ottenuta con la pompa automatica sia pressoché sovrapponibile a quella ottenuta con l'aria, ma che l'utilizzo della pompa automatica sia associato ad una migliore continenza della valvola ileo-ciecale e di conseguenza ad una minore distensione del piccolo intestino che, soprattutto per i lettori inesperti, può rappresentare uno dei fattori di aumento significativo del tempo di lettura dell'esame. In un recente lavoro è stata anche dimostrata la maggiore efficacia della distensione del colon con pompa automatica e CO_2, sia nei pazienti oncologici con stenosi serrate sia in quelli senza stenosi.

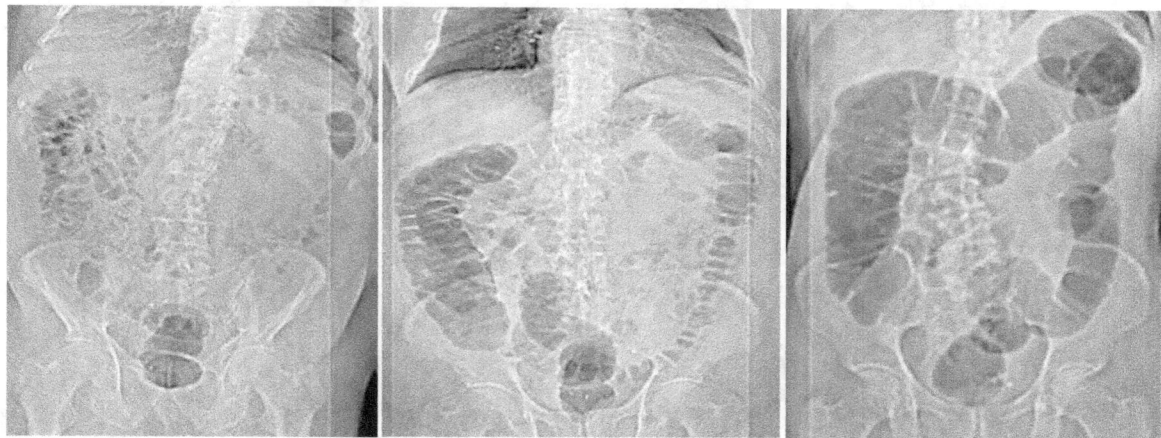

Figura 6.4.2.i: Esempi di distensione colica valutati tramite una scout: a sinistra la distensione è insufficiente; al centro è sufficiente; a destra la distensione è ottimale.

A questo punto riporto una particolare esperienza vissuta in data 25 Novembre 2010. Durante l'attività di tirocinio guidato, presso la Radiologia dell'azienda ospedaliera di Pescara, ho avuto la fortuna di assistere ad una seduta di colonscopia virtuale con l'ausilio dell'insufflatore automatico a CO_2 "ProtoCO2l" costruito dalla EZEM e portato in dimostrazione dai tecnici della Bracco. Gli stessi ci hanno illustrato i vari componenti ed il loro funzionamento.

Innanzitutto l'insufflatore si muove su di un carrello, pertanto è di estrema versatilità. Il carrello è dotato di due ripiani: in quello in basso posteriore sono presenti due piccole bombole di CO_2, una è collegata all'insufflatore, l'altra è di riserva; anteriormente vi è una sorta di "tasca" utile per la custodia del materiale di consumo; sul piano più alto è presente l'insufflatore in sé.

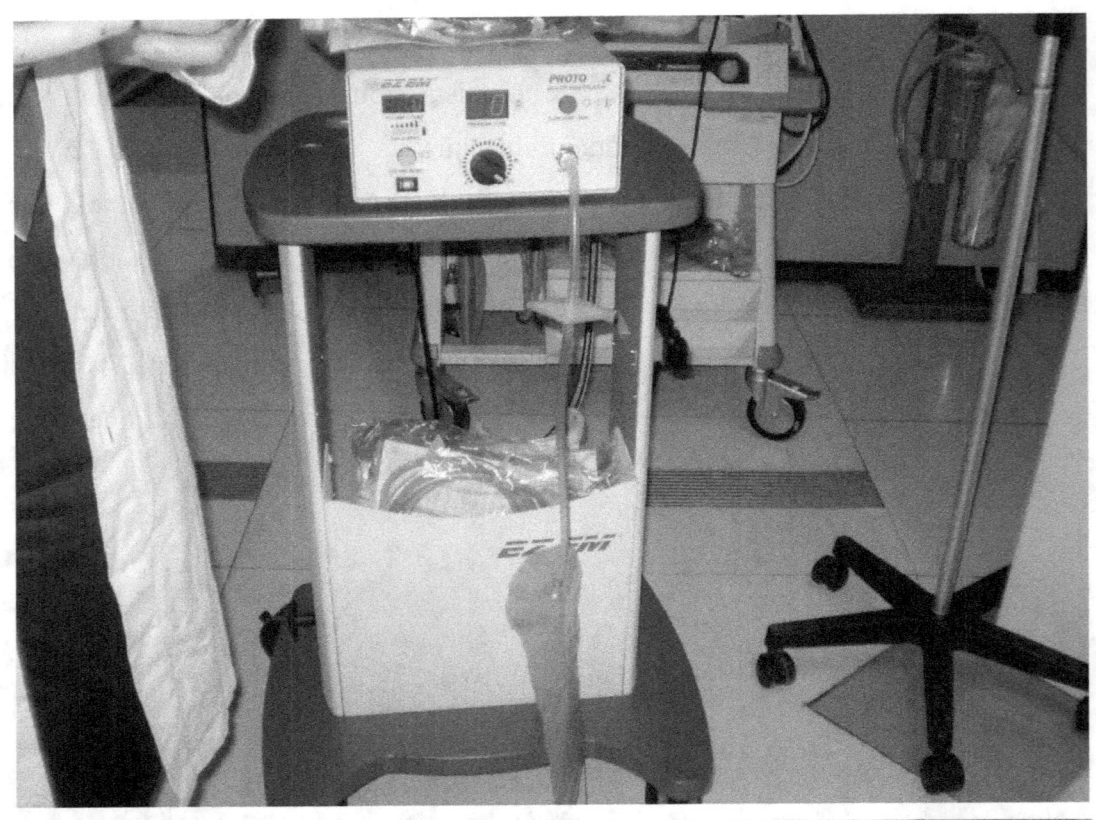

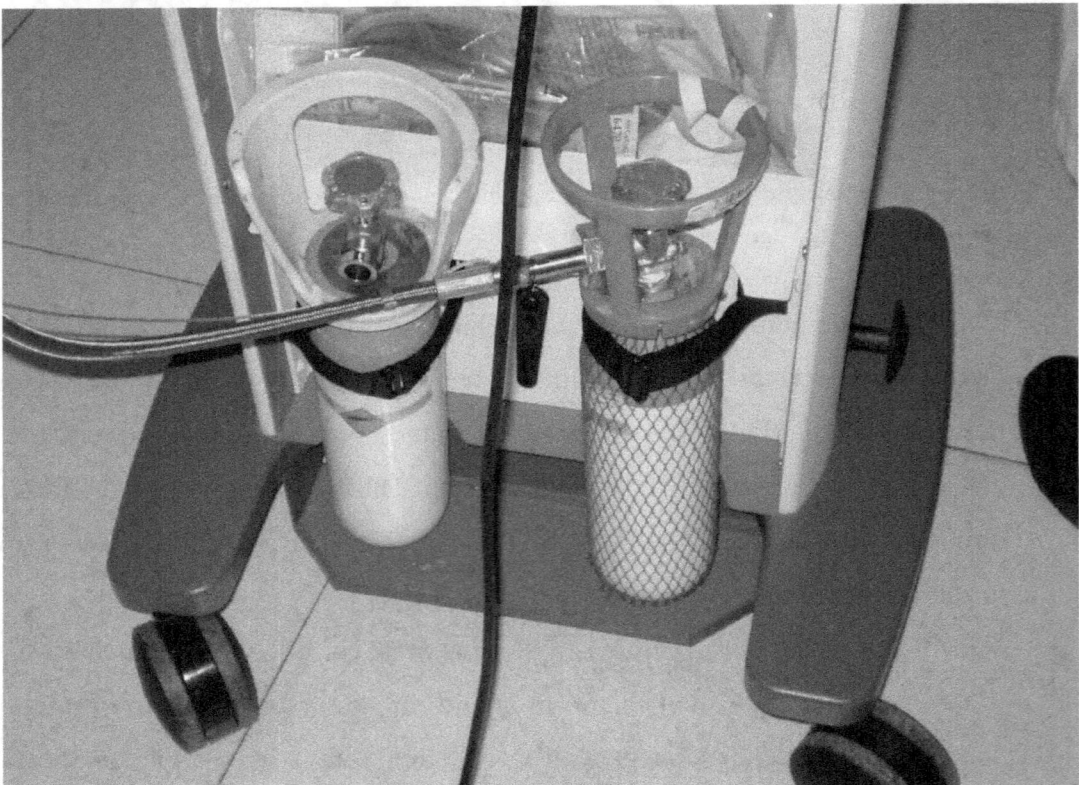

Figura 6.4.2.l e 6.4.2.m: L- Visione frontale carrello su cui è posizionato l'insufflatore ProtoCO2l prodotto dalla EZEM: si notano l'apparecchio stesso con i display di comando, parte del catetere ed il materiale usa e getta nella tasca anteriore; M- Particolare posteriore del carrello: le bombole di CO2.

L'insufflatore ProtoCO2l non è altro che un parallelepipedo nella cui faccia posteriore sono presenti il cavo che apporta corrente elettrica ed il tubo che porta CO2 dalla bombola; nella faccia anteriore sono presenti due display numerici, uno per i litri di anidride carbonica erogata e l'altro per la pressione istantanea all'interno del colon, un display a colori e tacche a scalare per l'autonomia residua della bombola, una manopola per la regolazione della pressione massima da raggiungere all'interno del colon, un bottone per resettare il volume immesso, un bottone per far partire e fermare l'insufflazione, una presa per il catetere in silicone ed uno switch on-off dell'apparecchio.

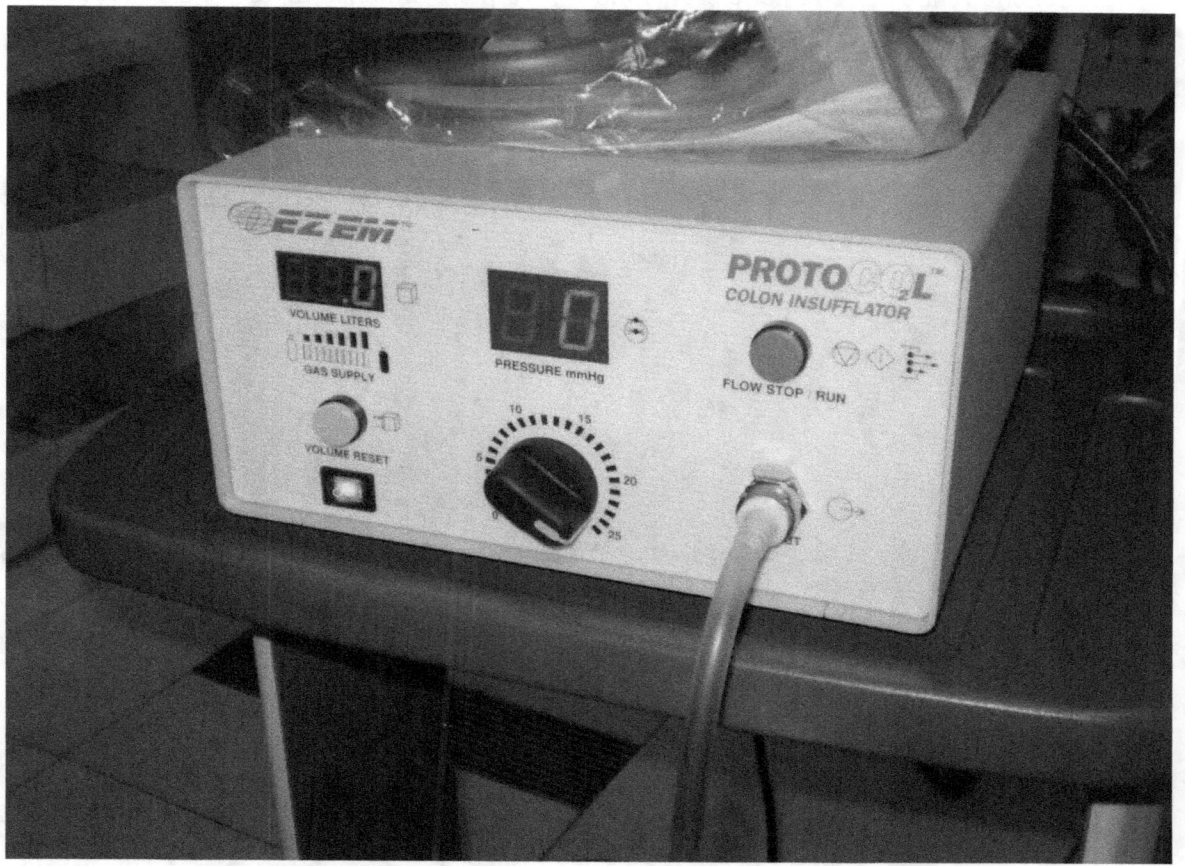

Figura 6.4.2.n: Parte anteriore dell'insufflatore: in alto a sinistra il display che mostra i litri erogati progressivamente, con precisione al decimo di litro; in alto al centro il display della pressione registrata all'interno del colon in mmHg; in alto a destra il bottone verde per procedere all'erogazione della CO2 e fermarla; in basso a destra la presa in cui va collegato il catetere in silicone; in basso al centro la manopola per la regolazione della pressione massima che si vuole registrare all'interno del colon (da 0 a 25 mmHg); a sinistra al centro il display per l'autonomia residua delle bombole ed il bottone per resettare il conteggio dei litri erogati; in basso a sinistra lo starter dell'apparecchio.

Il catetere utilizzato per l'insufflazione ha una lunghezza complessiva di circa 3 metri; all'estremità prossimale presenta l'attacco per l'insufflatore; ad un metro circa troviamo una sacca che raccoglie l'anidride carbonica insufflata al termine dell'esame, oltre a tutti i residui che, a causa di una pulizia non ottimale, risalgono il catetere; a 20 centimetri circa dall'attacco vi è un filtro che evita che fluidi fecali, qualora la sacca si riempisse, risalgano fino all'unità centrale. Il catetere vero e proprio, gli ultimi 30 centimetri distali, hanno uno spessore inferiore al resto del catetere; prima che inizi quest'ultimo settore vi è una valvola per clampaggio. Una seconda via serve per collegare al catetere una siringa che pompando aria all'interno del catetere gonfia il palloncino di ancoraggio al retto; sull'estremità distale, colorata in blu, è presente un marker radiopaco che la rende visibile nelle scansioni; il foro per l'immissione di CO2 si trova lateralmente e non sull'estremità. Lungo il catetere, infine, è presente una linea che indica il corretto inserimento all'interno del colon.

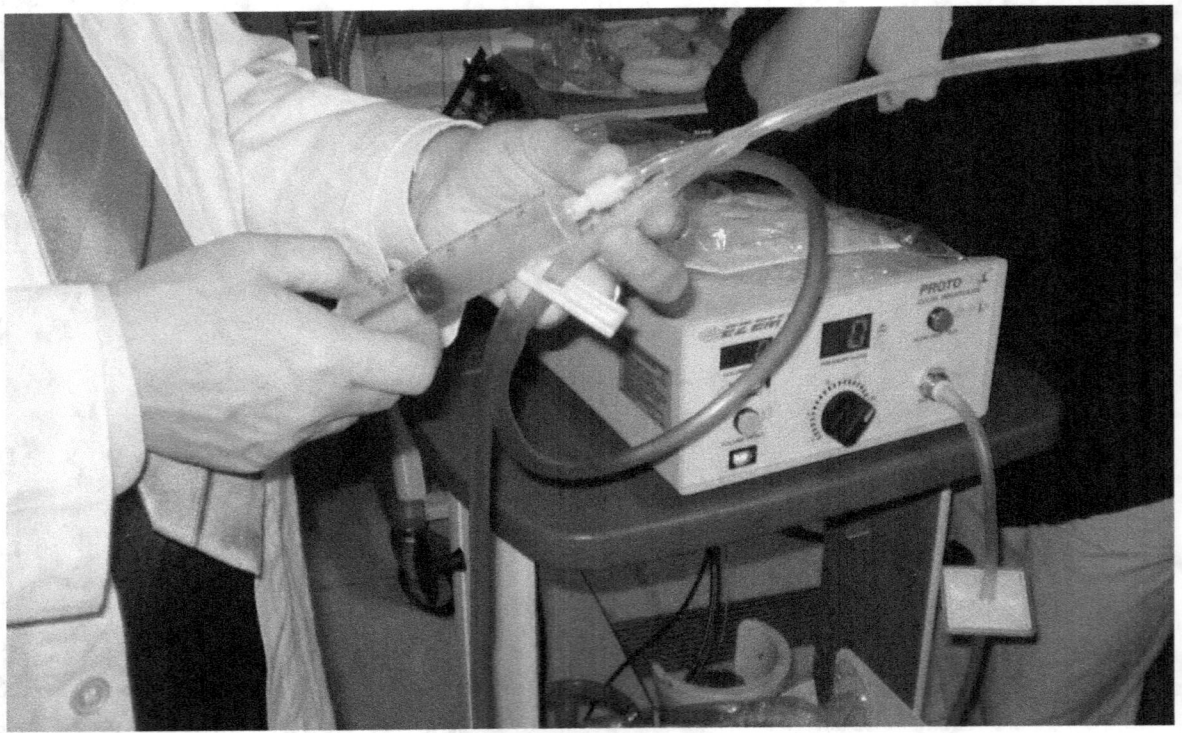

Figura 6.4.2.o: Catetere per insufflazione automatica di CO2: il dimostratore si accinge a pompare aria dalla seconda via per gonfiare il palloncino all'estremità (in alto a destra); la valvola è aperta; si intravede la sottile linea blu che indica all'operatore sanitario la porzione ottimale di catetere da immettere nel retto.

L'insufflazione avviene in questo modo: il paziente si posiziona in decubito sinistro sul tavolo della TC; l'operatore sanitario, solitamente l'infermiere, provvede alla lubrificazione dell'estremità del catetere e la inserisce nell'orifizio anale fino alla linea blu stampata su di esso. Successivamente collega la siringa contenente aria al catetere e gonfia il palloncino. Una volta ancorato il catetere al retto si procede all'insufflazione. Si accende l'apparecchio e dopo aver controllato che il residuo di CO2 sia sufficiente per la dilatazione del colon, si imposta la pressione a cui vogliamo mantenere l'interno del colon,

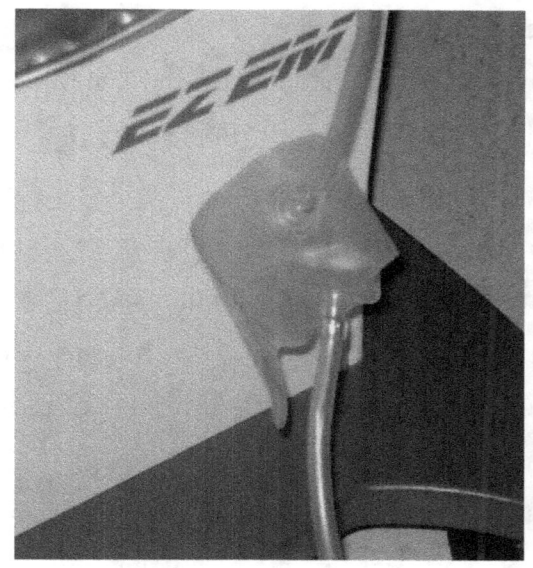

solitamente, se non ci sono particolari problemi anatomici o patologici, si imposta il valore massimo di 25 mmHg. L'apparecchio è settato per erogare 4 litri di anidride carbonica, ma l'insufflazione può essere bloccata in qualsiasi momento oppure è possibile aggiungere ulteriore CO2 in modalità semi-automatica.

Figura 6.4.2.p: Particolare della sacca del catetere adibita alla raccolta di CO2 in reflusso al termine dell'esame, oltre ad eventuali residui fluidi fecali.

Nel momento in cui si avvia il processo di immissione, la pressione interna del colon inizia ad aumentare gradualmente; il primo litro e mezzo di CO2 è erogato abbastanza rapidamente, mentre i successivi vengono insufflati con minore velocità per aumentare la compliance ed il comfort del paziente. Dopo aver insufflato una quantità di circa 2 litri e 50 il paziente viene posizionato in decubito prono per iniziare la scansione. Questo movimento (l'addome si comprime sul lettino) aumenta drasticamente la pressione interna del colon, pertanto l'apparecchio lavora al fine di riportare la pressione alla soglia reimpostata (25mmHg); se la pressione supera i 50 mmHg per oltre 5 secondi, il display emetterà un segnale sonoro ed inizierà a lampeggiare.

A questo punto l'apparecchio manterrà costante la pressione all'interno del colon per tutta la durata dell'esame. Dopo aver osservato la prima scout, il medico decide se insufflare ulteriore anidride carbonica o se il livello di distensione ottenuta sia sufficiente; lo stesso procedimento verrà eseguito passando da posizione prona a supina.

Terminato l'esame si interrompe l'insufflazione, si scollega il catetere dall'unità, si chiude la bombola della CO2 (girando la manopola in senso orario) e si spegne l'apparecchio dallo switch. Prima di rimuovere il catetere dal retto occorre ovviamente sgonfiare il palloncino di ancoraggio.

6.5   Accorgimenti tecnici e pratici

6.5.1 Importanza dell'utilizzo di spasmolitici

L'utilizzo di un farmaco ad azione spasmolitica prima di un esame di CV appare a tutt'oggi ancora dibattuto. In commercio sono disponibili due diversi agenti spasmolitici quali il glucagone e il N-butilbromuro di joscina (BuscopanR, Boehringer Ingelheim), che possono essere somministrati per via endovenosa o intramuscolare. Entrambi questi farmaci provocano un'ipotonia della muscolatura liscia della parete intestinale, migliorando la distensibilità dei segmenti colici. Nonostante entrambi siano stati impiegati negli studi con clisma a doppio contrasto perché associati ad un miglior comfort del paziente durante la fase di distensione, solo il N-butilbromuro di joscina offre un reale e considerevole miglioramento della distensione intestinale.

In ambito di CV, l'uso degli agenti spasmolitici è stato studiato in maniera approfondita sin dagli albori della metodica, con risultati talvolta contrastanti. Le considerazioni che possiamo trarre dalla letteratura sono le seguenti: 1) l'effetto del N-butilbromuro di joscina sulla distensione colica è nettamente maggiore rispetto al glucagone, il quale, tra l'altro, ha l'ulteriore svantaggio di provocare una minore continenza della valvola ileo-ciecale, con conseguente reflusso d'aria nel piccolo intestino e quindi una più prolungata ritenzione di gas all'interno del colon e dolori crampiformi; 2) la somministrazione endovenosa di N-butilbromuro di joscina, nella dose singola di 20 mg, determina un miglioramento della distensione colica, riduce il numero di segmenti collassati e diminuisce i dolori addominali in una parte dei pazienti; 3) il miglioramento della distensione è maggiormente apprezzabile nei casi di malattia diverticolare; 4) una dose doppia di N-butilbromuro di joscina (40 mg) non produce alcun ulteriore beneficio; 5) l'uso del glucagone è riservato ai casi di controindicazioni all'uso del N-butilbromuro di joscina.

Gli effetti collaterali e le controindicazioni del N-butilbromuro di joscina e del glucagone devono essere ben note al medico radiologo prima della somministrazione al paziente. Il più importante effetto collaterale del N-butilbromuro di joscina è rappresentato da una temporanea riduzione dell'acuita visiva e dall'induzione di sonnolenza, che costringe il paziente a non poter condurre un'automobile, ad esempio, immediatamente dopo l'esame e nelle successive 2 ore. Le principali controindicazioni sono rappresentate dal glaucoma ad angolo acuto (per il rischio di un incremento della pressione endoculare), dalla severa ipertrofia prostatica (per il rischio di una ritenzione urinaria acuta), dalla stenosi pilorica ed altre condizioni stenosanti il canale gastroenterico, da ileo paralitico, colite ulcerosa, megacolon, esofagite da reflusso, atonia intestinale dell'anziano e dei soggetti debilitati e dalla miastenia grave. Il N-butilbromuro di joscina deve anche essere usato con prudenza negli anziani, nei pazienti con turbe del sistema nervoso autonomo, nelle tachiaritmie cardiache, nell'ipertensione arteriosa, nell'insufficienza cardiaca congestizia, nell'ipertiroidismo e nei portatori di affezioni epatiche e renali. Anche il glucagone ha degli effetti collaterali, seppur estremamente rari e verificatisi soprattutto nei casi d'iniezione rapida (in meno di 1 minuto), quali la nausea e il vomito. Mentre l'unica reale controindicazione è la somministrazione a pazienti con feocromocitoma, particolare attenzione dev'essere prestata quando utilizzato in pazienti con insulinoma o glucagonoma, in soggetti diabetici o anziani con riconosciuta cardiopatia.

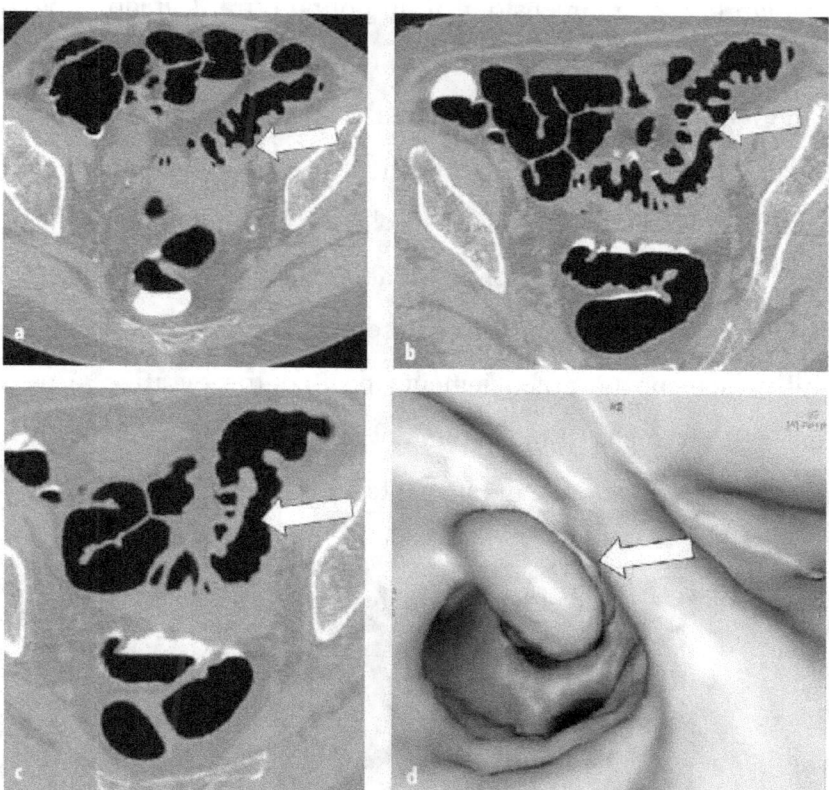

Figura 6.5.1.a, 6.5.1.b, 6.5.1.c e 6.5.1.d: A- Fase supina con sigma collassato che non consente un'accurata valutazione del lume nel cui contesto sembra apprezzarsi una possibile formazione polipoide. B- Nella fase prona si conferma la presenza di un polipo peduncolato; C- Dopo aver somministrato uno spasmolitico ed aver disteso ulteriormente il colon, il polipo peduncolato è ben evidente; D- L'immagine nedoluminale documenta la testa del polipo peduncolato.

6.5.2 Somministrazione endovenosa di m.d.c.

La somministrazione endovenosa di un m.d.c. organo-iodato è strettamente legata alle indicazioni cliniche del paziente. In tutti gli esami effettuati per screening, in pazienti asintomatici, o con una sintomatologia addominale generica, l'esame di CV si esegue senza la somministrazione del m.d.c. e ciò al fine di annullare completamente le eventuali, seppur rare, reazioni allergiche e di ridurre il costo totale dell'esame. Tale posizione viene anche fortemente supportata da entrambi i gruppi di lavoro sulla colonscopia virtuale, americano ed europeo, e dall'American Cancer Society che, recentemente, nella redazione delle Linee guida per lo screening del cancro del colon retto ha finalmente inserito la CV tra le possibili opzioni diagnostiche, sottolineando come l'esame di CV in una popolazione di screening debba essere effettuato senza un routinario utilizzo del m.d.c. endovena. E d'altronde, non vi sono evidenze di una relazione diretta tra il potenziamento post contrastografico e le dimensioni di un polipo e tra il grado istologico e il potenziamento post-contrastografico. Quindi il m.d.c. non può aiutare nella differenziazione, ad esempio, tra un polipo iperplastico e un adenoma. Secondo alcuni autori l'uso del m.d.c. endovenoso nel corso di un esame di CV sarebbe di ausilio per aumentare la confidenza dei lettori nella valutazione della parete intestinale e nella migliore identificazione delle lesioni polipoidi di maggiori dimensioni, in pazienti con abbondanti residui fluidi non marcati all'interno del colon. Questo approccio, seppure non sempre risolutivo in quanto, come già detto, non tutti i polipi presentano un potenziamento post-contrastografico, è oggi superato, comunque, dall'uso delle tecniche di marcatura dei fluidi, dove il "potenziamento" è del fluido grazie alla somministrazione orale di un agente iodato o baritato.

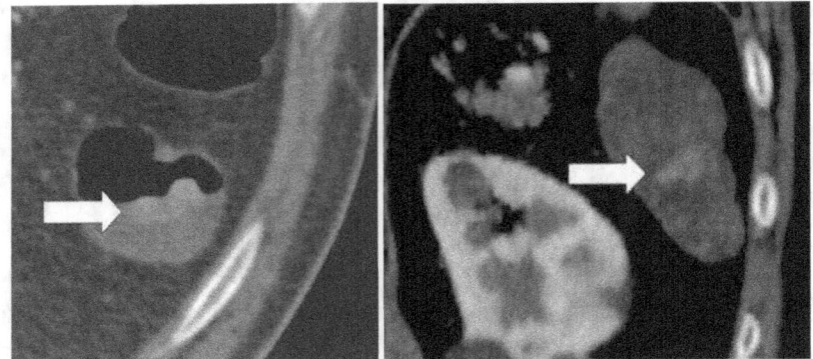

Figura 6.5.2.a e 6.5.2.b: A- Immagine assiale che mostra una lesione polipoide iperdensa dopo somministrazione endovenosa di m.d.c., sommersa dai residui fluidi; B- Ricostruzione sul piano coronale che mostra la lesione polipoide sommersa dai residui fluidi non marcati.

Rimane ancora aperto il dibattito circa le lesioni piatte. Da alcune recenti evidenze sembra che l'iniezione endovenosa di m.d.c., contestualmente a una valutazione delle immagini con finestra per i tessuti molli, ne faciliti l'identificazione. A tale riguardo sono necessari ulteriori studi per una conferma di questi dati. Attualmente, l'uso del m.d.c. endovenoso dev'essere quindi riservato solo ai pazienti con sintomatologia fortemente sospetta per cancro del colon, o ai pazienti con un cancro del colon già accertato in cui obiettivo dell'esame sia la contemporanea stadiazione della malattia e valutazione delle lesioni sincrone, o, infine, alla sorveglianza di pazienti che abbiano subito un pregresso intervento chirurgico per un cancro del colon, al fine di valutare meglio una recidiva in sede peri-anastomotica e per una migliore individuazione e caratterizzazione dei reperti extracolici (ad esempio metastasi epatiche).

Nel caso di un esame con somministrazione endovenosa di m.d.c., l'esperienza della maggior parte degli autori è di acquisire una scansione prona in condizioni basali e una scansione supina durante la fase portale dell'iniezione del m.d.c., e cioè con un ritardo di circa 70 secondi; il volume di m.d.c. è in genere di 2 ml/kg ed il flusso d'iniezione è di circa 3 ml/sec. Altri autori preferiscono somministrare il m.d.c. durante la prima acquisizione a paziente supino, ovviamente in fase portale, per avere nella successiva scansione prona uno studio in fase contrastografica tardiva.

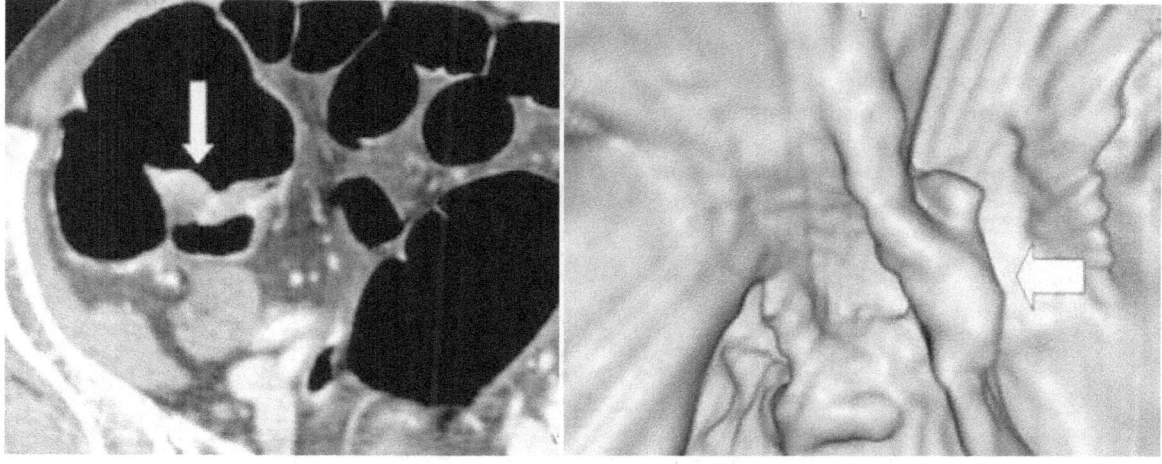

Figura 6.5.2.c e 6.5.2.d: C- Immagine assiale ottenuta dopo somministrazione endovenosa di m.d.c., che mostra una lesione piatta iperdensa; D- Immagine endoluminale che documenta la lesione piatta.

6.5.3 Utilità della doppia scansione

La necessita di dover sottoporre il paziente a una doppia scansione, in posizione prona e supina, si è rivelata immediatamente di primaria importanza, tant'è vero che la doppia scansione è considerata indispensabile per una corretta esecuzione di un esame di CV.

Le motivazioni principali sono le seguenti: la distensione del colon, la ridistribuzione dei fluidi e la caratterizzazione dei residui fecali. Riguardo alla distensione, è stato evidente sin dai primi studi come il colon potesse non essere completamente disteso, in tutti i suoi segmenti, in una singola scansione. In uno dei primi lavori, effettuati utilizzando una distensione intestinale manuale con aria, è stato dimostrato che circa il 59% dei segmenti colici era inadeguatamente disteso, considerando la sola scansione prona o supina, e che la distensione raggiungesse l'87% dei segmenti considerando entrambe le scansioni. A titolo di esempio, il retto e il sigma sono generalmente meglio distesi in decubito prono, in quanto diventano i segmenti in posizione più antideclive, mentre il trasverso lo è nel decubito supino per il fatto che in posizione prona il peso esercitato dal paziente sul lettino tende a schiacciare questo segmento, rendendone la sua distensione più difficile (Vedi Figure 6.4.2.e e 6.4.2.f).

Il secondo motivo è legato alla redistribuzione dei fluidi. Infatti, la presenza di residui fluidi può impedire la valutazione di alcuni segmenti del colon; con il cambio di decubito si può avere una redistribuzione dei fluidi, che consente, nella maggior parte dei casi anche se non sempre, l'analisi di questi stessi segmenti.

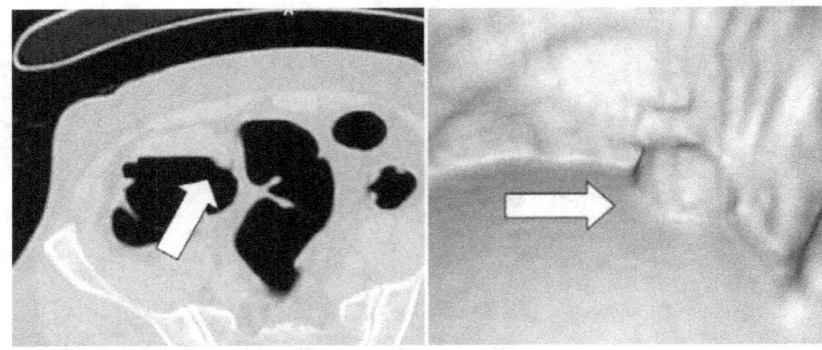

Figura 6.5.3.a e 6.5.3.b: A- Immagine assiale ottenuta in decubito prono che mostra la presenza di abbondanti residui fluidi sulla parete anteriore del cieco, dai quali sembra emergere una lesione polipoide; B- L'immagine endoluminale mette in evidenza come dai residui fluidi sembra emergere la testa di una lesione polipoide.

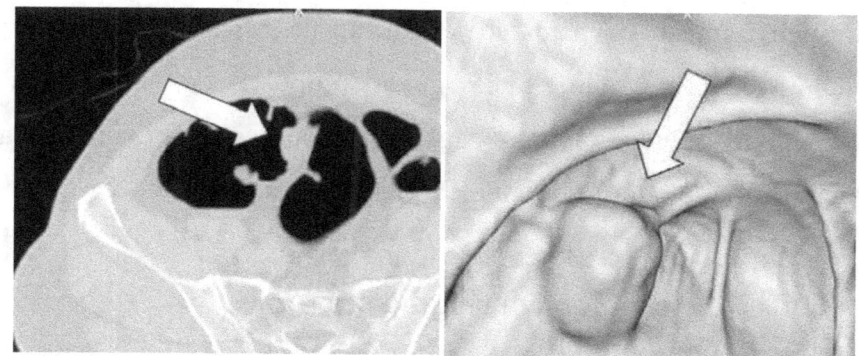

Figura 6.5.3.c e 6.5.3.d: C- Il cambio di decubito consente una distribuzione dei residui fluidi sulla parete posteriore del cieco ed una perfetta visualizzazione della parete antero-mediale su cui è localizzato un grossolano polipo sessile; D- L'immagine endoluminale permette un'ottimale valutazione del polipo.

Infine, uno degli elementi per caratterizzare un residuo fecale, a parte le caratteristiche morfologiche e densitometriche, è rappresentato dalla mobilità con il cambio di decubito. Anche questo è un criterio parzialmente efficace, tant'è vero che oggi la tendenza è nell'uso di tecniche di marcatura dei residui fecali, sicuramente più affidabili.

Questa serie di osservazioni è stata validata da numerosi studi della letteratura, nei quali si è dimostrato un significativo miglioramento diagnostico grazie all'uso della doppia scansione. In alcuni soggetti, in particolare anziani, nei quali lo studio in fase prona potrebbe risultare difficoltoso, è stato suggerito quale valida alternativa l'utilizzo di una scansione in decubito laterale sinistro.

6.6   Esecuzione dell'esame: protocolli di studio e dosimetria

La colonscopia virtuale è un esame diagnostico per il quale è necessaria una TC spirale in grado di effettuare una scansione dell'addome e della pelvi in una singola apnea respiratoria. Sebbene agli inizi della CV si utilizzassero apparecchiature a singolo strato (TC-SS), lo sviluppo tecnologico rende oggi praticamente obbligatorio l'uso di TC spirali multistrato (TC-MS). Il rapido progresso delle TC-MS, caratterizzato principalmente dall'aumento del numero dei banchi di detettori (passati dai 4 del 1998 ai 256 del 2008) ha reso necessaria l'ottimizzazione di protocolli di studio dedicati, che tengano conto sia dell'apparecchiatura utilizzata, sia delle indicazioni cliniche all'esame, sia dell'esposizione del paziente alle radiazioni ionizzanti. Nonostante l'iniziale confusione causata dalla molteplicità delle tecniche di studio, si è oggi finalmente arrivati a una standardizzazione dell'esame, almeno sui parametri essenziali della scansione. Nell'esporre questi concetti, faremo riferimento alle Linee guida proposte dal Consensus Statement on CT Colonography messo a punto dagli esperti del settore sotto gli auspici della Società Europea di Radiologia Addominale e Gastrointestinale.

6.6.1 La tecnologia a singolo strato

Agli albori della metodica, allorquando fu per la prima volta presentata da Vining al convegno annuale dell'American Roentgen Ray Society (ARRS) nel 1994, la CV era basata su una scansione spirale ottenuta con una TC-SS, la sola apparecchiatura disponibile a quel tempo. I maggiori sforzi dei ricercatori nell'ottimizzazione dei protocolli di studio per la CV avevano come principale parametro di riferimento la copertura anatomica concessa dalle apparecchiature, posta in relazione con la durata dell'apnea del paziente. Le ridotte capacita di raffreddamento del tubo radiogeno, infatti, rendevano necessario il frazionamento dell'acquisizione dell'intero colon in tre o quattro apnee consecutive. È stato possibile solo successivamente, con i progressi nella tecnologia dei tubi radiogeni, acquisire un'unica scansione dell'intero addome e della pelvi in una singola apnea di circa 40 secondi. L'acquisizione dell'intero volume durante una singola apnea del paziente è indispensabile per ottenere un esame di elevata capacità diagnostica, nel quale siano eliminati gli artefatti da errata co-registrazione dei dati che impediscono di ottenere riformattazioni multiplanari coronali e sagittali e una navigazione endoscopica di buona qualità; inoltre, vi è sempre il rischio di un'errata diagnosi per la perdita dei dati dovuta all'irregolarità delle successive apnee del paziente.

Un'altra importante limitazione delle apparecchiature TC-SS era rappresentata dallo spessore della collimazione (di solito variabile tra 3 e 5 mm). Una collimazione relativamente spessa era necessaria, nonostante l'utilizzo di valori di pitch elevati (anche fino a 2), per ottenere un'acquisizione durante una singola apnea. Si riusciva, pertanto, ad ottenere un singolo volume di dati, ma con una deformazione del profilo della sensibilità dello strato che limitava la qualità della ricostruzione delle immagini e riduceva nettamente la sensibilità della metodica per l'identificazione di polipi piccoli e intermedi. A ciò si deve aggiungere che, se pure era vero che il volume veniva acquisito durante una singola apnea, questa poteva durare dai 40 ai 50 secondi, rendendo lo studio piuttosto difficoltoso e gravato da artefatti da movimento nei pazienti anziani o scarsamente collaboranti. Per tali motivi, la CV con TC-SS non è più consigliata dagli esperti, a meno che l'obiettivo dell'esame non sia la sola identificazione di un carcinoma colorettale (CCR) o di un polipo di grandi dimensioni (maggiore di 10 mm). Ai fini del protocollo di studio, una tavola rotonda di esperti internazionali di CV ha stabilito nel 2005 le Linee guida per l'esecuzione dell'esame di CV con TC-SS, precisando che è necessaria una collimazione che non superi

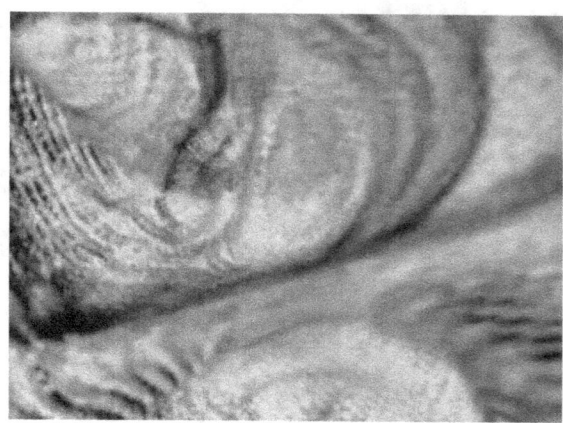

i 5 mm con successiva retro-ricostruzione delle immagini con spessore più sottile e discreta sovrapposizione (in genere 3 mm).

Figura 6.6.1.a: Immagine endoscopica virtuale della flessura epatica acquisita con apparecchiatura TC-SS. La qualità del rendering è discreta pur osservandosi i tipici artefatti spirali dovuti sia allo spessore della collimazione sia al pitch elevato.

6.6.2 La tecnologia spirale multistrato

L'introduzione della tecnologia TC spirale multistrato (TC-MS) alla fine del 1998 ha consentito un rapido sviluppo della CV. L'utilizzo di più file di detettori lungo l'asse Z porta, infatti, sostanziali benefici in termini di copertura anatomica, tempi di scansione e risoluzione spaziale longitudinale rispetto alla TC-SS. Infatti, utilizzando gli stessi parametri di scansione di un'apparecchiatura TC-SS, una TC-MS permette di acquisire volumi più ampi in tempi più brevi. Inoltre, la TC-MS consente l'utilizzo di valori di collimazione sub-millimetrici con l'acquisizione di voxel isotropici, che si traduce in una migliore qualità delle riformattazioni multiplanari e delle ricostruzioni tridimensionali.

A fronte di un netto miglioramento nella qualità delle immagini si ha, pero, un potenziale incremento della dose di radiazioni ionizzanti erogata al paziente: un problema, questo, particolarmente importante nel caso della CV in considerazione dell'utilizzo routinario della doppia scansione, con paziente in posizione prona e supina. Inoltre, la tendenza diffusa all'utilizzo di collimazioni sempre più sottili con le apparecchiature TC-MS porta conseguentemente ad un incremento dell'intensità di corrente del tubo, al fine di ridurre il rumore nelle immagini, e quindi ad un incremento della dose erogata al paziente.

Un'ulteriore variabilità nei protocolli di CV per TC-MS e stata rappresentata, all'inizio, dalle sostanziali differenze tecnologiche delle apparecchiature a 4 strati. Infatti, nello sviluppo delle TC-MS a 4 strati, le aziende costruttrici avevano intrapreso due strade differenti nel disegno della configurazione delle piastre di detettori: da una parte erano state sviluppate le cosiddette "matrici simmetriche", nelle quali le diverse file di detettori erano costituite da elementi tutti della stessa dimensione (es. 4-1,25 mm); dall'altra le cosiddette "matrici asimmetriche"o "adattative", nelle quali erano presenti detettori di differente spessore, con al centro i più sottili (1 mm) e nelle porzioni periferiche i più spessi (5 mm). Al di là delle dispute sull'approccio tecnologico migliore, la differenza nella configurazione dei detettori creava una certa confusione nella standardizzazione dei protocolli di studio. Con l'avvento delle successive generazioni di TC (16 strati e oltre) la tecnologia si è piuttosto uniformata, con le diverse apparecchiature che presentano

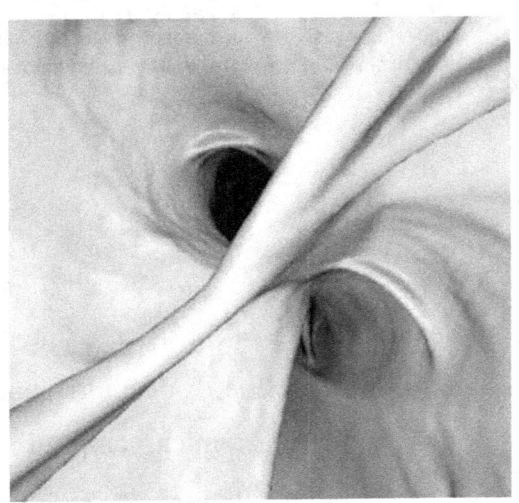

configurazioni simili. Come conseguenza, si sono anche nettamente ridotte le differenze nei protocolli di studio. Analizzeremo, di seguito, i principali parametri da ottimizzare per acquisire uno studio di CV con TC-MS.

Figura 6.6.2.a: Immagine endoscopica virtuale ottenuta mediante algoritmo di rendering volumetrico, su dati acquisiti con apparecchiatura TC-MS a 64 strati, utilizzando una collimazione di 1,25 mm e uno spessore dello strato di 1 mm. Si confronti questa immagine della flessura epatica con la Fig. 6.6.1.a per comprendere gli enormi progressi in termini di qualità dell'immagine ottenuti in questi ultimi anni.

6.6.3 Collimazione e spessore di ricostruzione

I parametri di scansione da considerare quando s'intenda ottimizzare uno studio di CV sono: la collimazione, lo spessore della ricostruzione delle immagini, il pitch, i kVp e i mAs. Di questi ultimi tre (pitch, kVp e mAs) ci occuperemo in seguito, quando si tratterà del problema dosimetrico.

La collimazione è il parametro di acquisizione che più di altri ha subito modificazioni con lo sviluppo della TC-MS ed è uno dei maggiori benefici della TC-MS rispetto alla TC-SS. Teoricamente, l'utilizzo di collimazioni "sottili" è obbligatorio in CV perché la grandezza delle lesioni rilevabili con la metodica dipende essenzialmente dal valore di collimazione utilizzato. Infatti, a causa degli artefatti da volume parziale, non è possibile individuare una lesione che sia di dimensioni inferiori alla collimazione. Pertanto, il problema non è solo scegliere la collimazione più sottile, ma anche definire le dimensioni della lesione target. Se s'intende identificare lesioni di 5 mm o superiori, una collimazione di 3 mm è più che sufficiente; nel caso in cui il target sia una lesione inferiore a 5 mm, allora è necessario usare collimazioni più sottili. Con l'introduzione delle apparecchiature TCMS, il problema della decisione della collimazione da utilizzare si è posto solo con le TC-MS a 4 strati, con le quali era ancora necessario un compromesso tra un esame a collimazione sottile (1 mm), ma con tempo di acquisizione relativamente lungo (circa 40-50 secondi), e quindi potenzialmente incompatibile con un'apnea di un paziente anziano o scarsamente collaborante, e un esame rapido, condotto in 20 secondi, ma con una collimazione di 2,5 mm. Diversi studi, soprattutto *in vitro*, avevano dimostrato come non vi fossero differenze significative nell'identificazione di lesioni polipoidi con dimensioni uguali o superiori a 1 cm tra i vari protocolli, mentre queste differenze erano evidenti per le lesioni piccole (al di sotto di 5 mm). In particolare, per le lesioni molto piccole (tra 3 mm e 5 mm) incrementare lo spessore dello strato da 1 mm a 5 mm significava ridurre la sensibilità dal 96% al 74%. Inoltre, una collimazione sottile produce benefici in termini di specificità della metodica, consentendo una più efficace differenziazione tra polipi e residui fecali, grazie all'evidenziazione, in questi ultimi, di minute bolle aeree che ne consentono la caratterizzazione.

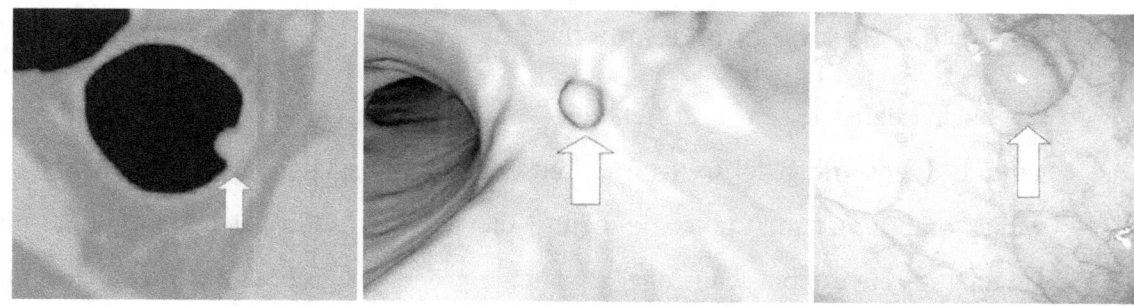

Figura 6.6.3.a, 6.6.3.b e 6.6.3.c: Polipo di circa 7 mm studiato con TC-MS a 64 strati: A- Ricostruzione sul piano assiale obliquo; B- Immagine endoscopica virtuale; C- Immagine endoscopica.

Gli ulteriori sviluppi della tecnologia multistrato hanno reso obsoleta questa discussione, dal momento che con le TC a 16, 32 o 64 strati è possibile usare routinariamente collimazioni sub-millimetriche (0,5 mm, 0,625 mm e 0,75 mm). Con queste apparecchiature il problema è esattamente opposto, ovverosia cercare di utilizzare collimazioni più spesse (sommando i detettori contigui; es. 0,625 mm + 0,625 mm = 1,25 mm) al fine di ridurre il numero di immagini prodotte. In ogni caso, indipendentemente dalla collimazione utilizzata, lo spessore dello strato può essere impostato a 1 mm, consentendo questo valore un'ottimale identificazione anche di lesioni polipoidi di piccole dimensioni. L'uso di 1 mm di spessore dello strato permette anche di limitare il numero di immagini prodotte, generalmente variabile in funzione delle dimensioni del soggetto, da 400 a 500 per scansione.

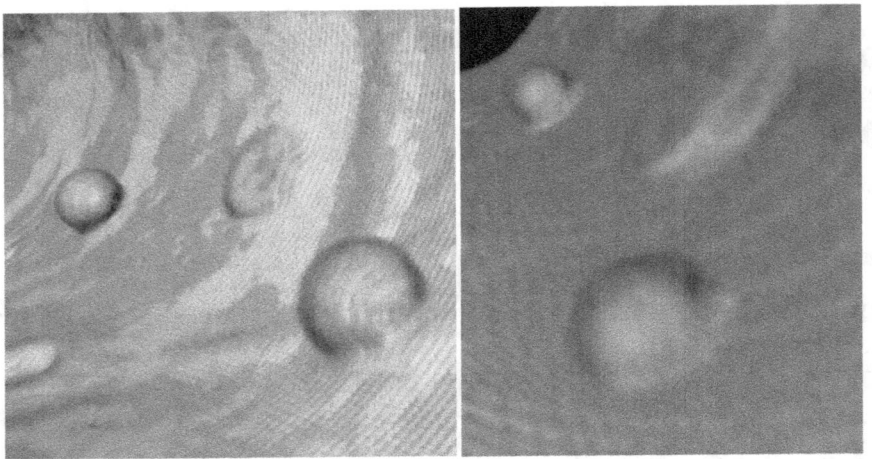

Figura 6.6.3.d e 6.6.3.e: Studio con TC-MS a 4 strati su un fantoccio contenente elementi che simulano polipi di differenti dimensioni e lesioni piatte. Nell'immagine a, in cui è stato utilizzato uno spessore di ricostruzione della sezione di 1 mm, sono bene identificati sia i polipi grande (circa 12 mm) e piccolo (circa 3,5 mm), sia la lesione piatta; tutti mostrano margini netti e ben definiti. Nell'immagine b, nella quale lo spessore della ricostruzione è di 5 mm, si noti la deformazione dei margini delle lesioni polipoidi, che risultano comunque ben visibili; la lesione piatta, però, è difficilmente riconoscibile.

6.6.4 Il problema dosimetrico

Una delle principali critiche mosse alla CV, in particolare se s'intende utilizzarla in ambito di screening del CCR, è rappresentata dall'esposizione del paziente a una dose di radiazioni ionizzanti potenzialmente elevata. Esistono alcune ragioni per questo: innanzitutto la doppia scansione, a paziente prono e supino, che è ottenuta routinariamente e non può essere evitata per ragioni tecniche già discusse e che ovviamente raddoppia la dose erogata al paziente; inoltre, e ciò è vero in particolare per gli apparecchi a 4 e 8 strati, piuttosto che per i più recenti 32 e 64 strati, l'efficienza geometrica dei detettori è ridotta rispetto a un apparecchio TC-SS e, di conseguenza, la dose erogata al paziente, a parità di parametri di scansione, è più alta; infine, l'uso di collimazioni sottili, in genere le più sottili offerte dalle diverse tipologie di apparecchiature (oggi addirittura sub-millimetriche, 0,5 mm/0,6 mm), anche se offre chiari vantaggi in termini di risoluzione spaziale, allo stesso tempo rende necessario l'incremento dei valori di mA al fine di contenere l'entità del rumore nelle immagini, determinando, quindi, un incremento della dose effettiva.

Il problema della dose è stato molto sentito, sin dagli albori della CV, al punto che già con le apparecchiature TC-SS diversi autori avevano suggerito l'uso di protocolli di scansione a bassa esposizione alle radiazioni.

La CV offre una buona opportunità per l'ottimizzazione di protocolli a bassa dose, rappresentata dal fatto che, analogamente allo studio del polmone, si tratta di un esame ad alto contrasto intrinseco: ovverosia, un esame nel quale la struttura da esaminare, e cioè la parete del colon oppure un polipo o un cancro, ha una densità dei tessuti molli (30-50 UH) nettamente differente dal contenuto del lume (aria ambiente o CO_2), che ha una densità molto più bassa (– 500 UH e oltre). Ciò consente di diminuire la dose in maniera significativa, incrementando conseguentemente il rumore intrinseco nelle immagini, ma senza perdere sensibilità nell'identificazione delle lesioni.

Se per il colon, quindi, è possibile lavorare con protocolli a bassa dose, lo stesso non può dirsi per gli organi extra-colici e in particolare per i parenchimi. Infatti, uno studio a bassa dose non consente affatto la caratterizzazione di lesioni epatiche o renali (finanche le cisti possono avere una densità alterata dal rumore intrinseco dell'immagine) e dev'essere pertanto considerato quale indagine esclusiva del colon. È quindi chiaro che, qualora l'esame venga condotto durante la somministrazione endovenosa di un mezzo di contrasto iodato non ionico, è necessario utilizzare un protocollo di acquisizione analogo a quello utilizzato per una TC dell'addome e della pelvi di routine.

L'ottimizzazione di un protocollo di studio a bassa dose per la CV prevede una modificazione dei parametri della scansione ed eventualmente anche l'uso di sistemi di modulazione automatica della dose.

6.6.5 I parametri di scansione

I principali parametri di una scansione TC in relazione alla dose di radiazione somministrata durante l'esame sono: i *milliampere/secondo (mAs)*, i *kilovolt picco (kVp)* e il *pitch*.

Il fattore determinante ai fini dell'ottimizzazione di un protocollo di scansione a bassa dose sono i valori di **mAs**, che, com'è noto, hanno una dipendenza lineare inversa con il rumore: una riduzione dei mAs determina un conseguente incremento del rumore nell'immagine. Il problema fondamentale della ricerca, in questi anni, è stato quello di capire quanto si potessero abbassare i mAs senza inficiare la sensibilità della metodica per l'identificazione delle piccole lesioni polipoidi. Molti sono stati gli studi condotti sull'argomento che hanno condotto alle seguenti conclusioni: 1) la progressiva riduzione dei mAs si associa ad una degradazione della qualità delle immagini, dovuta al rumore, che si traduce in un netto peggioramento anche della qualità delle ricostruzioni tridimensionali endoscopiche; 2) studi con simulazioni dell'incremento del rumore, così come casistiche reali ottenute con apparecchi TC-MS, hanno dimostrato che si può arrivare a valori anche di 10 mAs o minori, senza aver alcun peggioramento della sensibilità della metodica per l'identificazione di polipi > 5 mm; 3) l'uso di protocolli a dose bassa o ultra-bassa (< 50 mAs) non consentono un'adeguata valutazione degli organi extra-colici e soffrono, comunque, di gravi limitazioni in pazienti obesi (nei quali conviene innalzare i valori di mAs).

Dal punto di vista della dose di esposizione alle radiazioni ionizzanti, i protocolli a bassa dose che utilizzano valori compresi tra 30 e 80 mAs sono associati ad un'esposizione variabile complessiva della scansione prona e supina tra circa 2,5 mSv per gli uomini e circa 2,9 mSv per le donne, a 30 mAs; circa 5,7 mSv per gli uomini e circa 6,4 mSv per le donne, a 80 mAs.

I protocolli a dose ultra-bassa, che utilizzano valori di circa 10 mAs somministrano una dose di circa 1,8 mSv per gli uomini e di circa 2,4 mSv per le donne. Questi valori sono sostanzialmente inferiori a quelli riportati nelle precedenti pubblicazioni, non solo per le TC-SS e le TC-MS, ma anche per il clisma opaco (5-7 mSv).

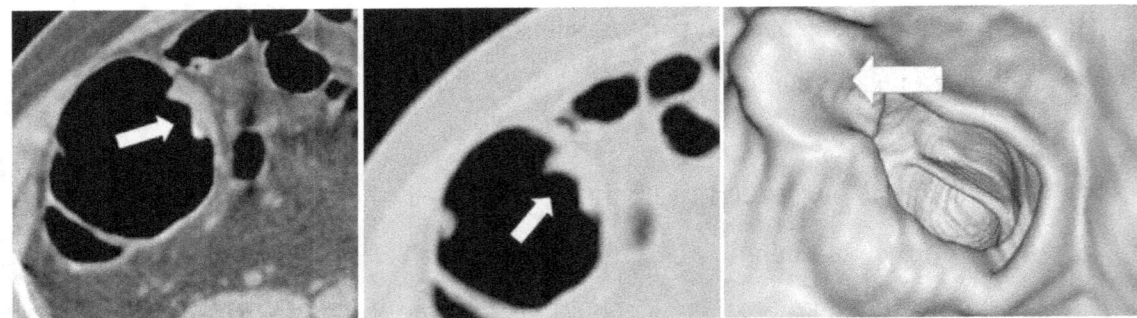

Figura 6.6.5.a, 6.6.5.b e 6.6.5.c: Protocollo di studio a dose ultrabassa (10 mAs effettivi ottenuto con apparecchiatura TC-MS a 4 strati. Nonostante il rumore intrinseco dell'immagine, dovuto al basso valore di mAs e ben evidente se si analizza la scansione con una finestra ristretta per l'addome (ampiezza 400 UH; livello 10 UH) (Fig. A), il cancro del colon ascendente è chiaramente identificato. L'uso di una finestra ampia (Fig. B) quale quella per l'analisi della CV (ampiezza 1500 UH; livello −200 UH) consente un'ottimale valutazione della lesione senza significativo riconoscimento del rumore. Anche l'immagine endoscopica (Fig. C) non è particolarmente inficiata dal rumore intrinseco.

Un altro parametro tecnico che influenza la distribuzione della dose è la *differenza di potenziale* del tubo espresso in *picco di kVp*. Variazioni del kVp portano a modificazioni dell'energia del fascio di fotoni espressa in kiloelettronvolt (keV). All'aumentare del potenziale del tubo, il fascio di fotoni diviene più penetrante con il risultato di elevare il flusso di energia che giunge ai detettori. Tali modifiche influenzano la rumorosità delle immagini, la risoluzione di contrasto e la dose somministrata al paziente. L'effetto più importante è rappresentato dall'aumento dell'esposizione alle radiazioni per i pazienti, che con i valori di kVp ha una dipendenza esponenziale ($=kVp^2$) e non lineare. L'aumento dei valori del potenziale del tubo diminuisce la rumorosità delle immagini, ma anche i valori sensitometrici delle differenti strutture a causa del maggiore afflusso di energia ai detettori: ciò significa che l'aumento del potenziale del tubo conduce ad una riduzione della risoluzione di contrasto per le strutture ad alta densità (es. bario, iodio). Quindi, a causa della profonda influenza sulle quote di radiazione assorbite dai pazienti e sulla qualità del fascio radiogeno che determina una modificazione del contrasto intrinseco dell'immagine, l'aumento dei valori di kVp allo scopo di ridurre la rumorosità delle immagini non dovrebbe essere utilizzato.

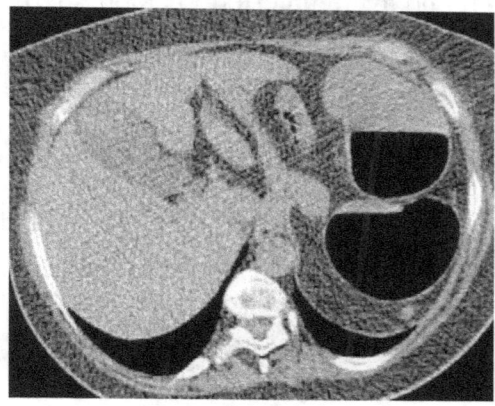

Nella pratica clinica, per gli esami di CV si utilizza un valore fisso di 120 kVp, da innalzare a 140 kVp nel caso di pazienti obesi.

Figura 6.6.5.d: Protocollo di studio a dose ultra-bassa (10 mAs effettivi) ottenuto con apparecchiatura TC-MS a 4 strati. La valutazione del parenchima epatico, così come degli altri parenchimi, a causa della rumorosità delle immagini, è fortemente impedita, rendendo impossibile l'identificazione di eventuali lesioni focali e difficile persino la visualizzazione della colecisti.

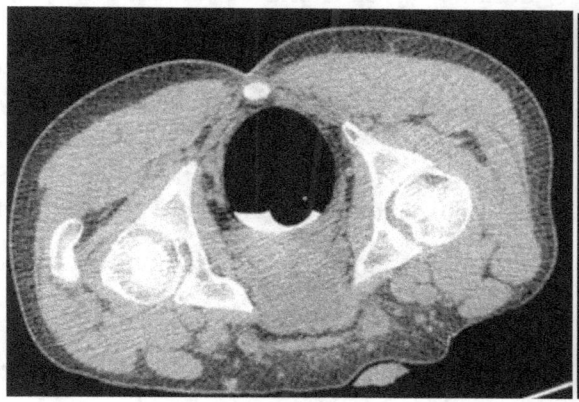
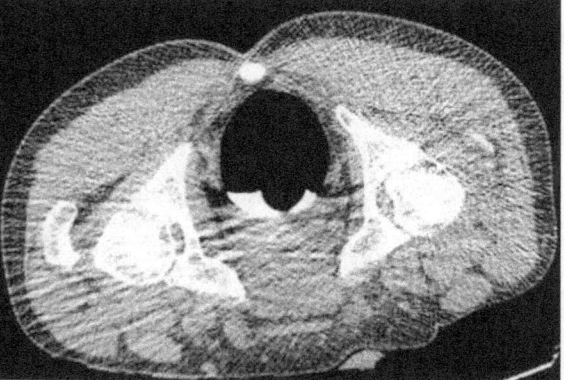

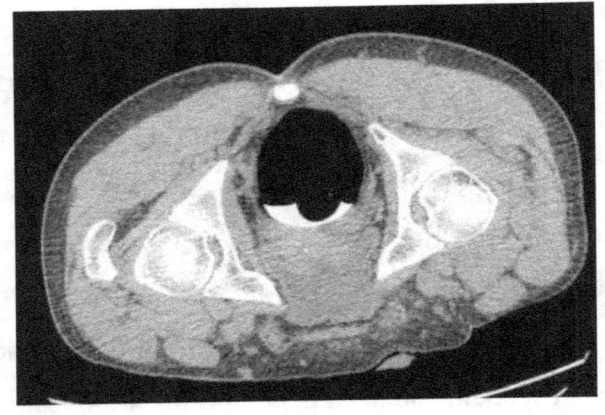

Figura 6.6.5.e, 6.6.5.f e 6.6.5.g: Modificazioni della qualità dell'immagine indotte dalla selezione di diversi valori di kVp,a parità di mAs (100). A- Utilizzando il valore standard di 120 kVp si ottiene un'immagine di ottima qualità con minimo rumore,dovuto al ridotto valore di mAs; B- Utilizzando 80 kVp aumenta nettamente il rumore dell'immagine,come evidenziato dagli artefatti da indurimento del fascio, ma aumenta anche il contrasto intrinseco, con i residui marcati con iodio che appaiono più iperdensi; C- A 140 kVp si riduce, seppur modicamente, il rumore, ma anche il contrasto intrinseco dell'immagine.

L'uso del *pitch* per minimizzare l'impatto dell'esposizione alle radiazioni è ben noto negli studi condotti con apparecchiature TC-SS. In quei casi, l'aumento del pitch corrispondeva ad una riduzione direttamente proporzionale della dose erogata, a prezzo di una degradazione della qualità dell'immagine. Più complessa è la situazione con le TCMS, ove un incremento del pitch non necessariamente corrisponde a una riduzione della dose. Su alcune apparecchiature, nelle quali è implementata una funzione di adattamento automatico dei mAs, un incremento del pitch può avere un effetto paradosso, ovverosia un aumento, seppur ridotto, della dose, ma certamente non una riduzione.

Comunque, in linea generale, si ritiene opportuno evitare di usare valori di pitch < 1, che non sono comunque giustificati da alcuna necessità nella qualità delle immagini (come, ad esempio, nella TC delle coronarie) e si consiglia di selezionare valori di pitch variabili tra 1 e 1,5, per ridurre l'impatto della dose di radiazioni erogata al paziente. Il valore preciso del pitch dipende ovviamente dall'apparecchiatura a disposizione.

I *sistemi di modulazione automatica della dose* sono strumenti in grado di modificare la corrente del tubo (mA) durante la scansione in funzione dell'anatomia da studiare, cercando di avere la più bassa dose possibile, ma con una qualità dell'immagine identica o addirittura migliore, un rumore più omogeneo e minori artefatti da attenuazione del fascio radiante.

Non si tratta di una novità tecnologica, in quanto presenti da diversi anni anche sulle TC-SS, anche se più di recente sono stati implementati sistemi che non tengono conto solo del piano *x, y*, ma anche dell'asse *z*. Ciò significa che questi sistemi permettono di ridurre la dose somministrata modificando direttamente l'emissione del tubo in accordo con la conformazione geometrica assunta dal paziente durante ogni singola rotazione e traslazione longitudinale.

Negli studi TC-SS e TC-MS dell'addome e del torace si è dimostrata una riduzione dell'emissione delle radiazioni rispetto al medesimo protocollo senza sistema di modulazione della dose variabile tra il 19% e il 27%.

Per quanto riguarda la CV, esiste un solo studio circa questo argomento, condotto con una TC-MS a 16 strati e che dimostra una riduzione della dose di circa il 35% nella scansione supina e del 33% nella scansione prona, utilizzando un sistema di modulazione sui tre assi (x, y, z) rispetto ad uno convenzionale. Bisogna far notare, comunque, che tali sistemi riducono la dose rispetto ad una scansione che non li utilizza, ma che se s'intende abbattere l'esposizione di più del 20-25% è necessario, in ogni caso, agire sui mAs in uscita.

6.6.6 Considerazioni radioprotezionistiche

Il problema dosimetrico in TC, in particolare oggi con la diffusione delle apparecchiature e della tecnologia multistrato, è molto sentito dagli addetti ai lavori, dall'opinione pubblica e anche dai media. Allarmanti conclusioni circa il possibile numero di tumori indotti dagli esami TC-MS giungono da studi teorici privi di alcun dato oggettivo su popolazioni reali e frutto di estrapolazioni matematiche. E questo perché mentre gli effetti cancerogeni delle radiazioni a dose alta e intermedia (> 100 mSv) sono ben noti, non altrettanto chiara è la relazione con l'esposizione a basse dosi, quali quelle utilizzate nella diagnostica radiologica. Ciò non significa, comunque, che il problema non debba essere posto, in particolare per un esame come la CV, che è attualmente considerato un metodo di screening della popolazione per il CCR.

I dati oggettivi disponibili sono rappresentati da un sondaggio condotto nel 2002 tra i centri europei che utilizzavano una TC-MS a 4 strati per la CV. Da tale studio era emerso che la dose effettiva media assorbita per un esame di CV era di circa 8,8 mSv, un valore di dose teoricamente correlato, in una popolazione al di sopra dei 50 anni di età (ovvero la maggioranza dei soggetti per i quali è consigliato lo screening per il CCR), con un potenziale rischio di neoplasia nell'arco della vita dello 0,02%. In un altro studio condotto prendendo come dose effettiva media assorbita un valore tra 7,6 mSv e 13,2 mSv, variabile in funzione dell'apparecchiatura, a parità di parametri di scansione, il potenziale rischio di neoplasia nell'arco della vita è risultato essere dello 0,14% in un soggetto di 50 anni e dello 0,07% in uno di 70. Questo rischio può essere comunque drasticamente ridotto di un fattore 5 o anche 10, implementando ordinariamente dei protocolli di acquisizione a dose bassa o ultra-bassa. Nonostante gli sforzi effettuati per cercare di ottimizzare protocolli a bassa dose, in un altro recentissimo studio, effettuato sia sulla letteratura esistente sia inviando un questionario alle istituzioni di ricerca che si occupano di CV, ha dimostrato che dal 2004 a oggi non si è avuta globalmente una riduzione di dose statisticamente significativa. Infatti, pur lavorando con apparecchiature a 64 strati (circa il 60% dei centri valutati) e con sistemi di modulazione della dose (circa il 50% degli stessi centri) la dose media è stata di circa 9,1 mSv per gli esami effettuati nella pratica clinica e di circa 5,7 mSv per gli esami di screening. Se per le CV effettuate nella pratica clinica (potenzialmente in sintomatici, spesso affetti da cancro) il problema dosimetrico può essere meno rilevante, in quanto nella maggior parte dei casi si tratta di pazienti che in ogni modo sarebbero stati sottoposti a una TC convenzionale a dose piena, per i soggetti studiati in ambito di screening il problema merita alcune considerazioni. La prima considerazione riguarda la probabilità di tumore radio-indotto estrapolabile dal valore di dose efficace somministrata, come stabilito dall'International Commission on Radiological Protection (ICRP). Secondo tale approccio, il rischio di sviluppare un cancro per effetto delle radiazioni ionizzanti in un soggetto di 50 anni (età d'inizio dello screening del CCR nei soggetti a rischio medio) è di circa 2,5%/Sv, che si dimezza per i soggetti di età superiore a 70 anni. Questi dati derivano dagli studi epidemiologici condotti sulle popolazioni di sopravvissuti alla bomba atomica, nel cui intervallo di esposizione la correlazione dose-risposta è lineare. Per le esposizioni alle basse dosi, come nel caso delle indagini radiologiche, esistono attualmente diverse teorie circa il potenziale rischio di cancro indotto dalle radiazioni. Il più accreditato è il modello di estrapolazione lineare senza soglia (modello LNT, Linear-Non-Threshold), che prevede una semplice estrapolazione matematica, senza riconoscere alcun valore soglia al di sotto del quale le radiazioni non abbiano effetto. È proprio applicando tale modello che si estrapola il dato dell'ipotetico rischio pari a 0,02% per una dose di esposizione di circa 8,8 mSV in un soggetto di 50 anni.

Esistono, comunque, altri modelli che ritengono questi dati sovrastimati (Adaptive response) oppure sottostimati (Bystander Effect Sensitive Sub-population); ed altri ancora che ipotizzano la presenza di un valore soglia (variabile tra 3 mSv e 10 mSv) al di sotto del quale la dose non aumenta la probabilità d'insorgenza di tumori.

La seconda considerazione riguarda la quantità di radiazioni alla quale ciascun individuo è sottoposto durante la propria vita. Esiste, infatti, un fondo naturale di radiazioni che è di circa 2,4 mSv/anno. A questa dose assorbita, naturalmente, si deve aggiungere l'influenza di altri fattori, quali ad esempio i viaggi aerei, una delle principali fonti di ulteriore esposizione alle radiazioni. A titolo d'esempio, per un volo aereo intercontinentale Roma-Tokyo e ritorno si ricevono in media 0,17 mSv. E questo è un problema che pesa sia sui grandi viaggiatori sia, in particolare, sul personale di bordo delle compagnie aeree. E, infatti, in questi ultimi anni, sono stati effettuati diversi studi sugli equipaggi degli aerei, che hanno dimostrato un'esposizione media alle radiazioni cosmiche variabile tra i 2 e i 5 mSv/anno per individuo e un'esposizione cumulativa nell'arco della vita lavorativa di un pilota che non supera generalmente gli 80 mSv. Ebbene, in studi epidemiologici condotti su diverse centinaia di migliaia di individui si è dimostrato come i fattori di rischio occupazionali abbiano un'influenza limitata riguardo alla mortalità indotta dal cancro. Se confrontiamo questi dati con l'esposizione alle radiazioni dovuta a un esame di CV, che se effettuata con un protocollo a bassa dose (circa 5-6 mSv) è pari a circa 2 anni di vita sulla Terra e con protocollo a dose ultra-bassa (1,5-2,5 mSv) a circa 1 anno, si comprende indirettamente come il problema dosimetrico, per un esame cui tra l'altro ci si deve sottoporre non ogni anno bensì ogni 5 anni, sia realmente non significativo.

Infine, bisogna anche tener presente che, tra le metodiche di screening del CCR consigliate dalle maggiori società scientifiche internazionali, trova posto il clisma a doppio contrasto, nonostante la dose di radiazioni erogata per esame al paziente sia nettamente superiore rispetto a quella di una CV; inoltre, la stima della radiazione di un clisma a doppio contrasto è valutabile con estrema difficoltà in quanto esistono numerose variabili difficilmente standardizzabili (es. tempo della fluoroscopia, numero di radiogrammi).

L'ultima considerazione riguarda i protocolli a dose ultra-bassa discussi in precedenza. Attualmente, la tecnologia TC-MS ci consente di abbattere l'esposizione delle radiazioni al di sotto della dose naturale annua. Il problema è, pero, l'identificazione delle lesioni extra-coliche. Pertanto, il dilemma è se aumentare leggermente la dose e poter identificare e caratterizzare i reperti extra-colici oppure effettuare un'analisi esclusiva del colon. Questo problema potrebbe essere risolto stratificando i soggetti in studio e riservando un protocollo a dose ultrabassa solo a coloro i quali, per età o per assenza di qualsivoglia patologia concomitante, hanno una probabilità estremamente bassa di avere un reperto extracolico, ed effettuando uno studio a dose aumentata in soggetti più anziani e con maggiore prevalenza di reperti extra-colici. Il dibattito, su questo punto, è ancora aperto e necessita di ulteriori studi.

6.7   Le potenziali complicanze della colonscopia virtuale

La colonscopia virtuale è stata proposta come esame non invasivo del colon, ben accettato dai pazienti e, soprattutto, sicuro. La sicurezza della metodica è estremamente importante, in particolare se s'intende utilizzarla in ambito di screening, ove il *primum non nocere* è un concetto d'importanza fondamentale.

La diffusione progressiva della CV nel mondo radiologico ha evidenziato, comunque, come d'altra parte era lecito attendersi, la potenziale insorgenza di alcune complicanze, in modo analogo a quanto già riportato in anni passati per una metodica piuttosto simile nell'invasività, come il clisma a doppio contrasto. È estremamente importante conoscere con esattezza quali siano queste potenziali complicanze e la loro frequenza, anche in relazione con altre metodiche, per esempio la colonscopia ottica, che hanno simili risultati in termini di accuratezza, ma un tasso di complicanze nettamente superiore.

Analizzeremo, di seguito, i dati della letteratura circa queste problematiche, suddividendole in due gruppi fondamentali: la *perforazione intestinale*, ovverosia l'evento più temibile, e le altre complicanze, rappresentate da *problemi cardio-vascolari e vaso-vagali*.

La perforazione del colon è un rischio ben noto della colonscopia ottica, che può accadere anche a mani esperte, in maniera imprevedibile. La frequenza, in studi su ampie casistiche, è variabile tra lo 0,06% e lo 0,19%, ovverosia tra 1/1.200 e 1/1.300 pazienti. A seguito di una perforazione, inoltre, in casi estremamente rari, si può anche arrivare all'exitus, con un tasso di mortalità che è stato riportato essere tra lo 0% e lo 0,03%.

Nettamente minori sono le complicanze relative al clisma del colon, che per tecnica di esame è molto simile alla CV. In casistiche ampie è stato riportato un tasso di perforazione variabile tra lo 0,004% e lo 0,04%.

La CV ha un tasso di complicanze relative alla perforazione piuttosto simile al clisma a doppio contrasto. Tre sono le casistiche fondamentali pubblicate in letteratura che riportano i dati di sondaggi effettuati rispettivamente nell'ambito del Working Group on Virtual Colonoscopy (WGVC), in Gran Bretagna e in Israele.

Lo studio condotto dal WGVC ha preso in considerazione 21923 casi da 16 diversi centri negli Stati Uniti ed in Europa: si sono verificate perforazioni per lo 0,009% dei casi, di cui lo 0,005% è riferito a pazienti sintomatici, con un trattamento chirurgico richiesto soltanto nello 0,0004% delle situazioni; la mortalità è pari a 0. Lo studio condotto in Gran Bretagna è stato effettuato su 17067 pazienti: si sono verificate perforazioni nello 0,052% dei casi, di cui lo 0,03% era sintomatico, mentre per un solo caso si è dovuto ricorrere al trattamento chirurgico (0,0006%). Nel corso dello studio effettuato in Israele si sono verificate 7 perforazioni (lo 0,059% di 11870 casi), di cui 6 avute con sonda rigida da clisma e non catetere di gomma; i pazienti perforati erano sintomatici per lo 0,008%, il trattamento chirurgico è stato necessario per lo 0,003% dei pazienti. La mortalità degli studi condotti in Gran Bretagna e Israele è pari allo 0% (nessun caso).

In relazione alla sicurezza della CV, bisogna rilevare, innanzitutto, che al momento attuale non sono stati descritti decessi per complicanze correlate alla procedura, al contrario di ciò che è riportato in letteratura, seppur raramente, per la colonscopia ottica. Inoltre, il tasso di perforazione globale è significativamente più basso di quello della colonscopia stessa ed è praticamente prossimo allo zero in soggetti sani e asintomatici, quali quelli studiati per screening. Infatti, la maggior parte dei casi di perforazione alla CV si sono riscontrati in pazienti sintomatici ad alto rischio, con pregresse colonscopie incomplete o nei quali la colonscopia era controindicata, e in coloro che presentavano altre comorbidità. Se, inoltre, intendiamo effettuare un reale confronto tra le metodiche, dobbiamo anche considerare che la CV ha una sensibilità per l'identificazione di aria extra-luminale nettamente più elevata rispetto sia alla colonscopia sia al clisma; questo è il motivo dei numerosi casi descritti di soggetti perforati e asintomatici alla CV e che sono stati trattati con successo in modo conservativo. Casi analoghi potrebbero non essere mai identificati a seguito di una colonscopia o di un clisma e, pertanto, per comparare efficacemente le metodiche si dovrebbe ricorrere all'analisi dei soli perforati sintomatici che sono lo 0,03% alla CV e lo 0,13% alla colonscopia, ovverosia 4,3 volte più bassi alla CV. Rispetto al clisma, si deve evidenziare un altro importantissimo fattore, cioè le gravi conseguenze di una perforazione dopo introduzione retrograda di aria e bario, che può generare una peritonite chimica. A seguito di una peritonite da bario, infatti, si è osservata una mortalità del 10% nei pazienti perforati, al contrario di tutti gli studi riportanti le perforazioni a seguito di CV ove la mortalità è stata nulla.

Gli studi del colon, la colonscopia, il clisma a doppio contrasto e quindi anche la CV, hanno anche altri potenziali effetti collaterali, rappresentati principalmente da alterazioni dell'apparato cardiovascolare. Se per la colonscopia ottica queste modificazioni, più frequentemente tachicardia, ipossia e ipotensione, sono significative e da porsi in relazione con la sedazione e l'analgesia, in realtà esse potrebbero essere provocate anche dalla semplice distensione del colon, in particolare nei pazienti anziani e in quelli con anamnesi positiva per malattia cardio-vascolare. A ciò si aggiungano alcune evidenze circa l'induzione di alterazioni elettrocardiografiche nei pazienti sottoposti a clisma opaco. Uno studio dettagliato sull'argomento è giunto alle seguenti conclusioni: 1) la CV non determina modificazioni del ritmo cardiaco e della pressione arteriosa; 2) una transitoria tachicardia si è osservata nei pazienti in cui è stato utilizzato il N-butilbromuro di joscina (Buscopan), che, per i suoi effetti anticolinergici, induce un'ipotonia del colon ma anche un aumento della frequenza cardiaca; 3) in un certo numero di pazienti in corso di CV si è rilevato un aumento della saturazione di O2, da porre in relazione con l'iperventilazione compensatoria a seguito delle apnee necessarie per l'acquisizione delle scansioni; 4) non si sono mai osservate alterazioni del tracciato elettrocardiografico, come descritto in precedenza per il clisma opaco. In una serie differente di pazienti è stato riportato un caso di angina insorta durante l'esame di CV e trattata con successo con trinitrina sub-linguale. Questo caso, seppur estremamente raro e piuttosto anomalo, è stato tenuto presente perché accaduto durante l'esecuzione dell'esame di CV, ma in realtà si è verificato in una serie di pazienti sintomatici, anziani e con multiple comorbidità. Se si considera una popolazione di screening, generalmente più giovane, una simile situazione si ritiene altamente improbabile. Infine, è stato descritto un totale di cinque casi di reazione vaso-vagale a seguito della distensione gassosa del colon. I sintomi, rappresentati da cefalea, ipotensione, bradicardia, sudorazione fredda e nausea, si sono risolti spontaneamente entro poche ore dalla loro insorgenza. Si tratta di un problema noto già alla colonscopia, il cui meccanismo fisiopatologico sembra essere una stimolazione del nervo vago dovuta al dolore, alla distensione del colon e allo stiramento del mesentere. Alla CV si è notata un'associazione con l'iperdistensione del piccolo intestino per reflusso attraverso la valvola ileo-ciecale.

6.8 Analisi delle immagini

Le immagini acquisite durante l'esame di colonscopia virtuale possono essere elaborate con software dedicati che consentono sostanzialmente la visualizzazione 2D e la ricostruzione 3D. Tali software, disponibili sul mercato con svariate caratteristiche e potenzialità, consentono la visualizzazione delle immagini native di tomografia computerizzata in modalità di confronto tra l'acquisizione in decubito prono e supino, la navigazione all'interno del lume colico con simulazione endoscopica, la refertazione strutturata dell'esame, marcando i reperti patologici che automaticamente sono inseriti nel referto finale. A queste caratteristiche di base si aggiungono varie modalità di visualizzazione 3D, oltre a quella endoscopica, che caratterizzano ciascun software.

È ancora discusso quale sia la più efficiente modalità di visualizzazione, ovvero se sia meglio un'analisi primaria 2D seguita dalla visualizzazione 3D per la risoluzione dei reperti dubbi o, viceversa, un'iniziale analisi 3D endoluminale con l'ausilio delle immagini assiali per confermare i reperti. In ogni caso è preferibile l'uso combinato di tutte le modalità di visualizzazione per una migliore accuratezza nell'identificazione dei reperti patologici.

6.8.1 Visualizzazione bidimensionale

L'analisi primaria 2D prevede la valutazione su una workstation (non necessariamente dedicata) delle singole scansioni assiali ed eventualmente delle riformattazioni multiplanari, lasciando l'utilizzo delle elaborazioni 3D endoluminali esclusivamente alla soluzione di problemi interpretativi (ad esempio, diagnosi differenziale tra un polipo e una plica ipertrofica). Questo approccio presenta il vantaggio della rapidità di analisi dei dati unita alla possibilità di visualizzare le immagini anche su workstation di scarse prestazioni e, attualmente, l'analisi 2D e quella più diffusa tra gli esperti.

Prima di iniziare la lettura 2D di un esame, sarebbe opportuno sincronizzare le due serie di acquisizione (nei decubiti supino e prono) in modo da poter visualizzare allo stesso tempo il medesimo segmento colico in ambedue i decubiti. Questo consente, nel momento in cui s'individui un reperto sospetto per polipo, la valutazione della contemporanea presenza in entrambi i decubiti e l'eventuale mobilita del reperto. I residui fecali tendono a spostarsi dalla superficie del colon quando il paziente cambia decubito (da supino a prono o viceversa), mentre le lesioni polipoidi, per ovvie ragioni, mantengono la loro posizione. Necessitano però particolare attenzione i polipi peduncolati o quelli sessili localizzati in un segmento di colon con lungo mesentere, che possono simulare una mobilità al cambiamento di decubito. In tali casi dovrà essere posta maggior attenzione da parte del lettore, valutando i due decubiti in sincronizzazione.

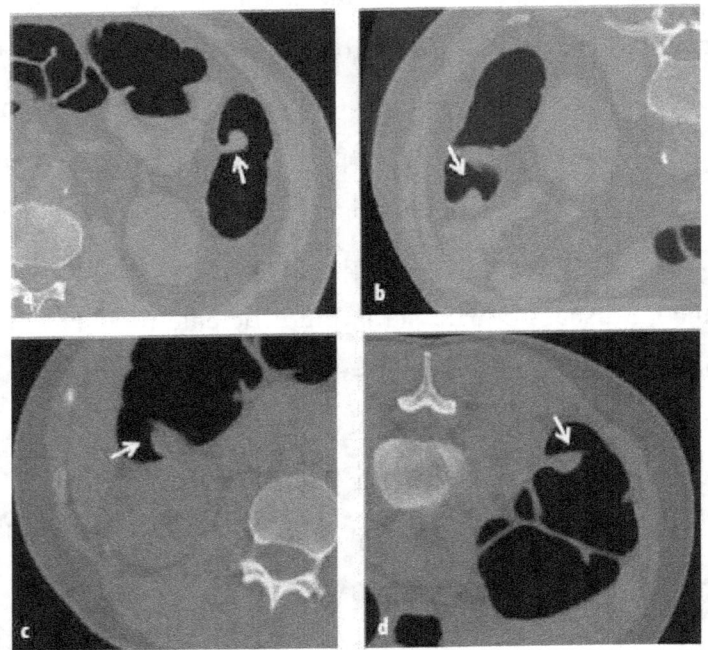

Figura 6.8.1.a, 6.8.1.b, 6.8.1.c e 6.8.1.d: La modificazione di decubito supino e prono permette di discriminare i residui fecali che si muovo (A e B), dai polipi adesi ad una plica (C e D).

Per una corretta valutazione 2D, è necessario impostare i parametri di visualizzazione ottimali. Per lo studio della superficie colica è opportuno scegliere i valori di finestra e livello per parenchima polmonare (ampiezza 1600, livello 700) e/o per osso (ampiezza 3000, livello 200), mentre per lo studio dei reperti extra-colici valori di finestra e livelli per parenchima addominale (ampiezza 600, livello 0). L'utilizzo dei corretti parametri di visualizzazione consente di distinguere facilmente le lesioni aggettanti nel lume, ma soprattutto di discriminare rapidamente un polipo, che presenta densità omogenea, dal residuo fecale che, invece, avendo aria nel suo contesto, presenta una disomogenea attenuazione.

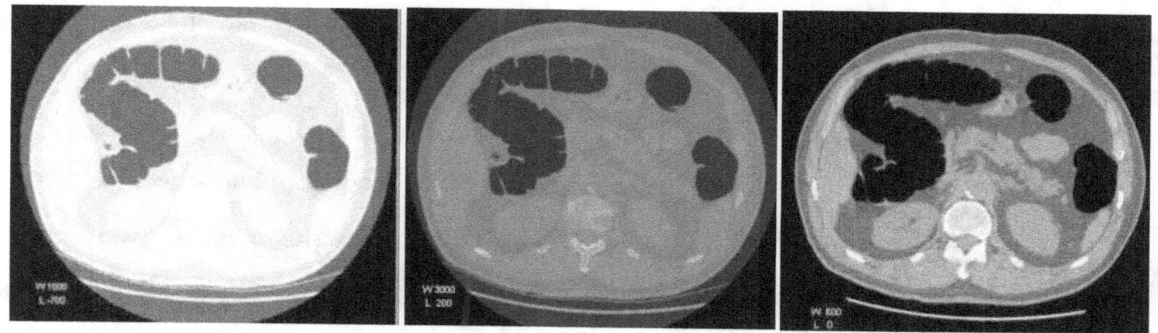

Figura 6.8.1.e, 6.8.1.f e 6.8.1.g: Scansione assiale con diversi valori di finestra e livello. A- Valori per parenchima polmonare: distinzione più netta tra superficie colica ed aria contenuta all'interno del lume; la notevole luminosità può affaticare gli occchi del lettore. B- Valori per finestra per osso: il rapporto tra luminosità (accettabile) e ampiezza della finestra la rendono ideale alla lettura. C- Finestra addominale, utile per la rilevazione di reperti extra-colici.

Per una maggior accuratezza è importante, inoltre, condurre un'analisi segmentaria del colon procedendo dal cieco al retto o viceversa, e concentrando l'attenzione sui singoli segmenti, anche attraverso una riduzione del campo di vista che permetta d'ingrandire la zona d'interesse. Una volta individuata una sospetta lesione parietale, le immagini possono essere rielaborate con piani coronale, sagittale, obliquo e infine con visione endoluminale per facilitarne la caratterizzazione e consentire la misurazione del diametro maggiore.

L'algoritmo 2D, come interpretazione primaria di un esame di CV, permette di visualizzare l'intera superficie della mucosa colica con un singolo passaggio, evidenziando in questo modo anche i polipi localizzati in prossimità o dietro una plica e con la possibilità, visualizzando simultaneamente e sincronizzando le immagini assiali nei decubiti supino e prono, di ridurre il tempo totale d'interpretazione dell'esame. Le immagini 2D, inoltre, permettono al medico radiologo di valutare anche eventuali reperti extracolici che possono presentare la necessità di ulteriori approfondimenti diagnostici.

La valutazione primaria 2D presenta numerosi vantaggi, ma pone una maggiore difficoltà d'interpretazione nel radiologo inesperto. Le immagini 3D risultano molto più intuitive e per questo si adattano ad una prima lettura da parte di lettori inesperti.

La classica visualizzazione bidimensionale sul piano assiale, ottenuta con ricostruzioni a vari spessori secondo le esigenze di refertazione, rimane un punto fondamentale nell'approccio diagnostico. Con l'avvento delle apparecchiature multidetettore e con la conseguente acquisizione di voxel isotropici, si è ottenuta la possibilità di creare immagini bidimensionali non assiali, le riformattazioni multiplanari

(MPR), con risoluzione sul piano longitudinale pressoché identica a quella sul piano assiale.

Tali riformattazioni possono essere eseguite sui piani coronale, sagittale, obliquo o curvo, quest'ultimo particolarmente utile in strutture anatomiche a decorso tortuoso quali il colon, al fine di ottenere la visualizzazione dell'intero viscere su una sola immagine. In tal modo è possibile calcolare con estrema precisione la lunghezza del segmento colico coinvolto da patologia, sia essa infiammatoria o neoplastica.

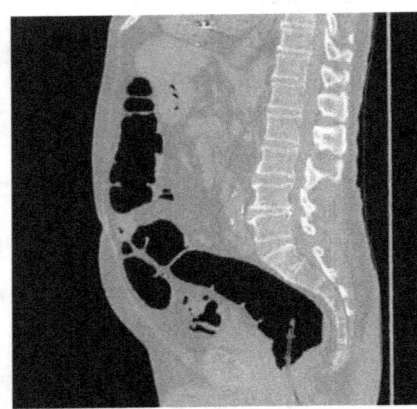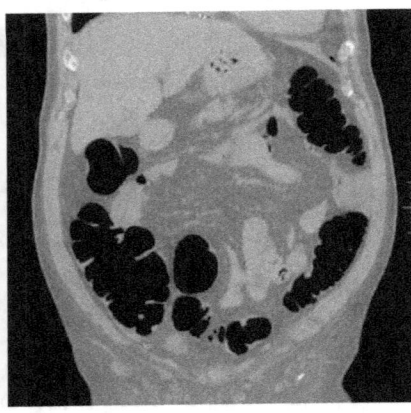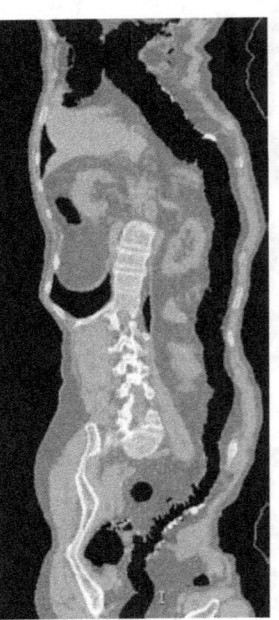

Figura 6.8.1.h, 6.8.1.i e 6.8.1.l: Ricostruzioni multiplanari del colon: H- Ricostruzione sul piano sagittale; I- Ricostruzione sul piano coronale; L- Ricostruzione multi planare curva lungo l'asse longitudinale del colon.

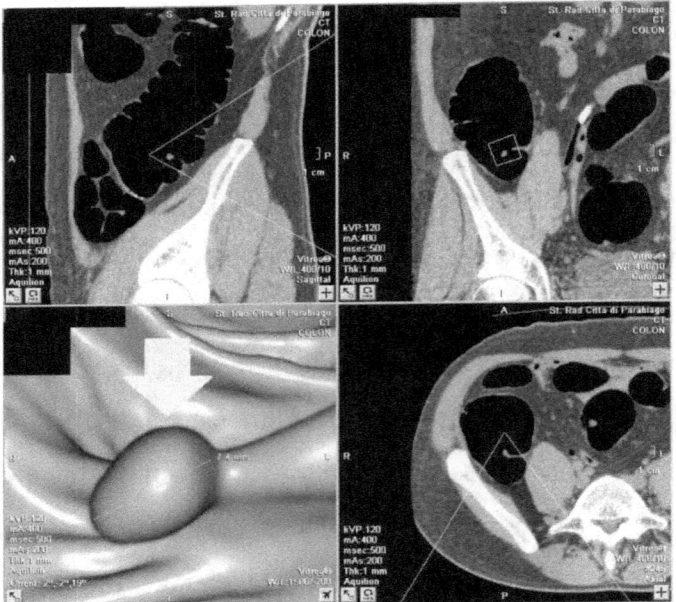

Figura 6.8.1.m: Polipo chiaramente individuabile dall'endoscopia virtuale, spazialmente collocato dalle ricostruzioni sagittale, coronale ed assiale.

6.8.2 Visualizzazione tridimensionale

L'analisi primaria 3D consiste nella navigazione endoluminale ottenuta attraverso una ricostruzione 3D della superficie del colon e la simulazione della prospettiva endoscopica. La curva di apprendimento per la lettura di esami di CV è più semplice e l'accuratezza sembra, come dimostrato da Pickhardt e collaboratori, più elevata, in particolare per le piccole lesioni polipoidi. Al contrario, il tempo di analisi dei dati risulta più lungo e, comunque, vi è necessita di valutare le immagini 2D per differenziare, ad esempio, un polipo da un residuo fecale. In ogni caso, i software di visualizzazione 3D sono in continua evoluzione e miglioramento, allo scopo di ridurre i tempi di lettura e facilitare l'integrazione 2D-3D.

Una volta eseguito l'esame, le immagini vengono inviate ad una workstation dedicata che ricava pressoché automaticamente il volume 3D del colon e genera la visione endoluminale. Il software seleziona automaticamente i segmenti colici che verranno compresi nella navigazione e la *centerline*, ossia il tragitto di navigazione; talvolta il

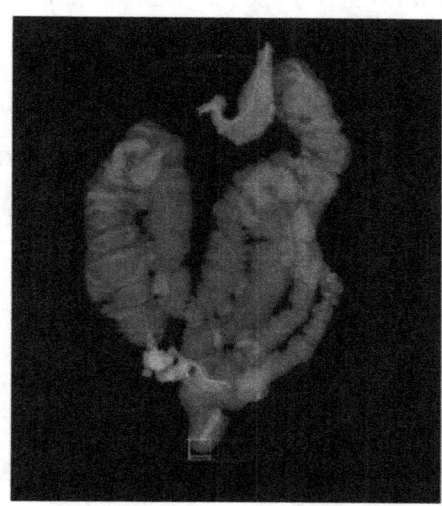

software non è in grado di discriminare il colon dall'intestino tenue, pertanto il medico radiologo deve confermare o selezionare manualmente i segmenti che devono essere compresi nello studio.

Figura 6.8.2.a: Ricostruzione 3D del colon; le aree blu rappresentano i segmenti colici presi in considerazione dal software per l'endoscopia virtuale, mentre la sottile linea rossa rappresenta la centerline, anch'essa calcolata automaticamente.

È necessario anche stabilire il campo di vista (angolare) che la telecamera virtuale deve avere all'interno del colon. La scelta del campo di vista è un fattore critico, in quanto aumentando l'angolo di apertura della cosiddetta telecamera virtuale si ottiene una progressiva deformazione delle strutture rappresentate sulla superficie colica. In sostanza, la deformazione conduce ad un appiattimento della superficie tale da ridurre o persino annullare la visione di un polipo.

Una volta selezionati questi parametri, è possibile iniziare la navigazione, impostando la velocità desiderata e seguendo sempre una logica segmentaria, procedendo in senso anterogrado (dal cieco al retto) e retrogrado (dal retto al cieco).

Nel caso in cui venga individuato un polipo o una sospetta lesione aggettante nel lume, è possibile muovere la telecamera virtuale all'interno del lume colico in modo da avere una visuale a 360° del reperto individuato. Si consiglia, per confermare o meno la natura di una lesione, la contemporanea visualizzazione delle immagini assiali.

Il vantaggio principale del metodo di visualizzazione 3D e rappresentato dalla più intuitiva visualizzazione della superficie colica rispetto al metodo 2D; lo svantaggio è la necessità di dedicare maggior tempo all'analisi della superficie colica, ma questo potrebbe anche essere considerato un dato a favore del metodo 3D. Infatti, un tempo di analisi prolungato aumenta il grado di attenzione, e quindi di accuratezza, nel rilevare lesioni coliche. Al di là dei tempi di analisi, esistono comunque alcuni limiti legati alla prospettiva endoluminale stessa. La visualizzazione 3D presenta infatti l'incapacità di visualizzare completamente la superficie colica; esistono di fatto aree nascoste dalle pliche, in rapporto al limitato angolo di vista della camera virtuale. Queste aree, non raggiunte dal fascio visivo virtuale, possono sfuggire all'analisi 3D e di conseguenza si possono perdere reperti patologici. Sebbene l'utilizzo di agenti ipotonizzanti e un'adeguata distensione colica riducano notevolmente tale problematica, le pliche possono tuttavia continuare ad oscurare una minima porzione di superficie colica, riducendo pertanto la sensibilità della metodica nell'individuazione delle lesioni polipoidi.

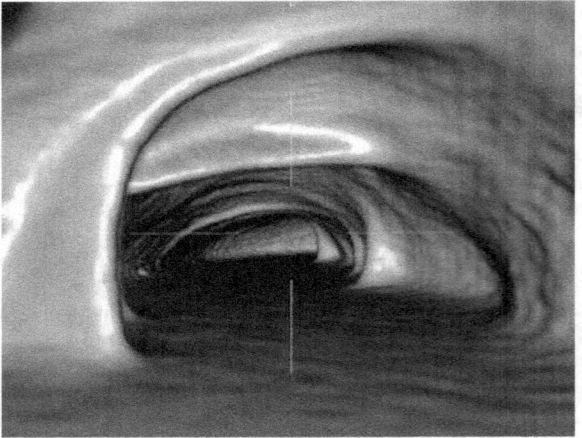

Figura 6.8.2.b: Navigazione endoluminale all'interno del colon che presenta residui fluidi; impossibilità nel valutare la superficie colica al di sotto di tale livello. Durante la navigazione, inoltre, possono non essere identificate lesioni nascoste dalle pliche.

Lo sviluppo tecnologico ha proposto anche la possibilità di uno strumento elettronico che identifichi automaticamente, durante la navigazione bidirezionale, le aree non visualizzate. In ogni modo, il miglioramento della tecnica 3D con visualizzazione panoramica, che si sta sempre più sviluppando, permette di avere una completa visualizzazione della superficie a livello delle pliche o delle haustra con un aumento della visualizzazione degli eventuali polipi presenti e un ridotto tempo di refertazione.

Altro limite della navigazione endoluminale è rappresentato dal fatto che la centerline non può essere generata qualora i segmenti del colon non siano ben distesi. In alcuni casi, perciò, la navigazione endoluminale non risulta fattibile. Infine, si è osservato che le lesioni piatte e i tumori anulari stenosanti vengono meglio evidenziati nelle immagini assiali 2D con la finestra per addome (rispettivamente con livelli di 400 e 40 UH) rispetto alla visualizzazione 3D endoluminale.

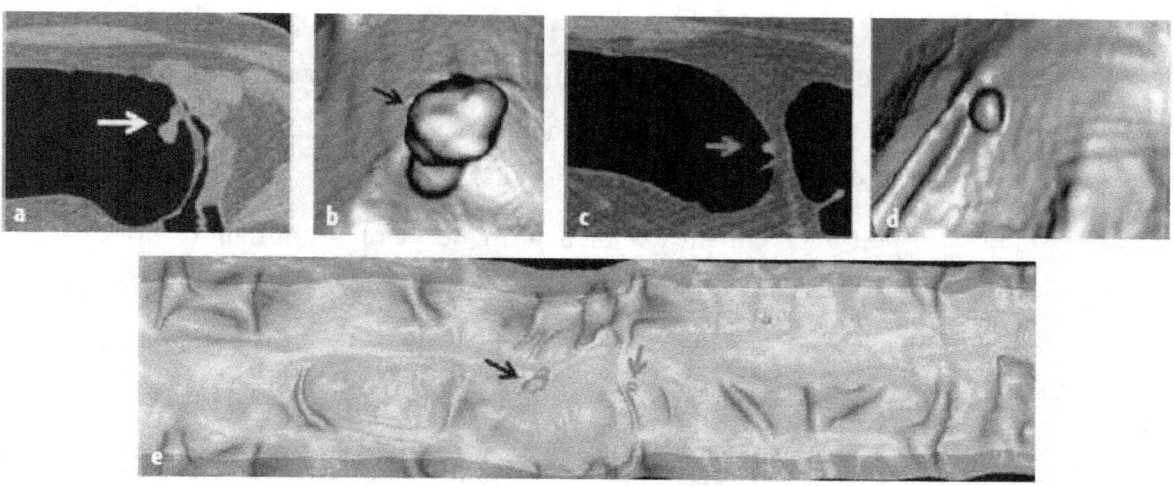

Figura 6.8.2.c: Sequenza di immagini che documenta la presenza di un adenoma avanzato e di un polipo intermedio; le figure contrassegnate con le lettere A e B mostrano l'adenoma in stato avanzato, mentre le figure C e D evidenziano il polipo adeso alla parete colica. Con la lettera E è indicata una particolare ricostruzione tridimensionale chiamata Dissezione Virtuale, che conferma la presenza delle due escrescenze della mucosa.

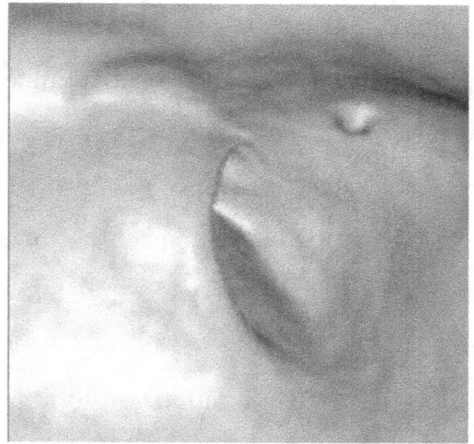

Figura 6.8.2.d: Visione endoscopica virtuale di colon retto eseguita presso la Radiologia di Pescara, acquisita con TC 16 strati, collimazione 0,75 mm e ricostruzione 1 mm. Elaborazione tramite software Siemens.

7. Conclusioni

Il mio personale proposito, nella scelta della Colonscopia Virtuale come argomento di questa tesi di laurea, era quello di analizzare ed approfondire questa metodica innovativa e non invasiva per l'esplorazione e la diagnosi del colon. Nonostante siano ormai passati oltre 15 anni da quando questa stessa sia stata sperimentata per la prima volta, la sensazione che ho percepito durante i discorsi con amici e parenti, più o meno anziani, è quella di una diffusa ignoranza e generale scetticità. Molto probabilmente tutto ciò deriva dal fatto che la colon-TC, oltre a non essere "pubblicizzata" da una classe medica radicalmente legata alla tradizione dell'endoscopia ottica, è applicabile solo esclusivamente in pochi centri specializzati, dotati di apparecchiature e personale esperto e qualificato, consoni all'esecuzione di suddetto esame.

Fermo restando che la colonscopia resterà il gold standard nella diagnosi e soprattutto nell'interventistica immediata nelle patologie infiammatorie e tumorali, sono rimasto personalmente stupito da come una metodica che apporta così importanti migliorie ed elimina un gran numero di inconvenienti tecnici e pratici, possa essere stata implementata così scarsamente nel numero e nella qualità delle prestazioni.

Come già abbondantemente analizzato nel corso della stesura della tesi, la colonscopia virtuale può, tramite la preparazione in assenza di farmaci lassativi, diminuire o persino eliminare del tutto il fastidio che in ogni caso si prova preparandosi ad una colonscopia tradizionale; se a questo aggiungiamo il fatto che il catetere per l'insufflazione di aria nel colon possiede un diametro nettamente inferiore rispetto alla sonda endoscopica, e che l'esame viene svolto in assenza di sedazione, possiamo facilmente trarre la conclusione che la colon-TC risulta per il paziente un esame nettamente più semplice e "gradevole" da eseguire. Dal punto di vista clinico, la tecnica "virtuale" batte quella classica in diversi casi, come ad esempio per la diagnosi completa di colon ostruiti da masse tumorali, eccessivamente tortuosi nel loro decorso, o più semplicemente troppo lunghi per essere ispezionati interamente. Inoltre l'esame tomografico consente una valutazione globale, riferito ad invasività e stadiazione dei tumori, non possibile con una semplice colonscopia.

Sicuramente l'esposizione alle radiazioni ionizzanti ed i costi elevati hanno costituito i principali "freni" della colon-TC, unitamente all'affidabilità per la diagnosi di lesioni di diametro inferiore ai 10 mm, non al livello di quella ottenuta con fibroscopio. Ad ogni modo i centri specializzati, seppur lentamente, stanno crescendo nel numero e le liste d'attesa iniziano a gonfiarsi. Tutto sta, a mio parere, in un discorso culturale: è importante che la colonscopia virtuale entri nella mentalità operativa dei medici e dei gastroenterologi, in modo tale da divulgare alla popolazione questa valida alternativa di diagnosi (e prevenzione), sperando che pian piano, a catena, entri definitivamente nell'ottica giusta e si diffonda sempre più.

Questo lavoro mi ha permesso di entrare nel mondo della coloscopia virtuale fino a conoscerne ogni tipo di sfaccettatura, pertanto sono ben contento nel contribuire personalmente rendendola nota in maniera diretta o indiretta tramite questa tesi.

Concludo ringraziando la direzione del corso di laurea, che grazie all'organizzazione dell'attività di tirocinio guidato mi ha permesso di scoprire e studiare "sul campo" l'oggetto principale del mio lavoro; ringrazio sentitamente la Radiologia di Pescara, centro d'eccellenza per la colonscopia virtuale tra le regioni Abruzzo, Marche e Molise, ed in particolare lo staff medico composto dal Dottor S. Severini e dal Dottor L. Migliorato, che hanno messo a disposizione tutto il materiale necessario per la comprensione e lo sviluppo dell'argomento; ringrazio infine la Dottoressa F. Esposito, il correlatore TSRM F. Pasqui ed il relatore Dottor M. Dragani per l'ausilio ed il sostegno conferitomi nel corso della stesura della tesi di laurea.

8. Bibliografia

- Netter F.H., Atlante di anatomia umana. 2011, Elsevier.

- Netter F.H., L'apparato digerente, vol. I e vol. II. 2002, Elsevier.

- Martini F.H., Fondamenti di anatomia e fisiologia. 2005, Edises.

- Stein E., Patologie anorettali e del colon. 1885, Trattati, Mattioli.

- Hartmut S. et al., Endoscopia digestiva. 2004, Masson.

- Laghi A. e Passariello R., La colonscopia virtuale. 2008, Springer.

- Vining D.J. e Gelfand D.W., Noninvasive colonscopy using helical CT scanning, 3d reconstruction and virtual reality. Meeting of the Society of Gastrointestinal Radiologist, Maui, Hawaii, 1994.

- Caprotti A., La colografia virtuale con TC Multistrato, principi e indicazioni cliniche. 2005, Springer.

- Tolan D.J.M ed al., Optimization of CT colonography technique: a practical guide. Clinical Radiology, vol. 62, pp. 819-827, 2007, Saunders.

- Shinners T. J., Pickhardt P. J. et al., Patient-controlled room air insufflations versus automated carbon dioxide delivery for CT Colonography. American Journal of Roentgenology, vol. 186, pp. 1491-1496, 2006.

- Pickhardt P. J., Lee A. D. et al., Primary 2D versus primary 3D polyp detection at screening CT colonography. American Journal of Roentgenology, vol. 189, pp. 1451-1456, 2007.

- Burling D., Taylor S. A. et al., Automated insufflations of carbon dioxide for MDCT colonography: distension and patient experience compared with manual insufflations. American Journal of Roentgenology, vol. 186, pp. 96-103, 2006.

- Laghi A. e Iafrate F., Highlighting a new noninvasive technique for colorectal cancer screening. CT colonography bulletin, Autunno 2009.

- Pickhardt P. J., Incidence of colonic perforation at CT colonography: review of existing data and implications for screening of asymptomatic adults. Radiology, vol. 239, pp. 313-316.

- www.colonscopiavirtuale.it

- www.colonscopiavirtuale.net

- www.colon.iannetti.it/colon

- www.spazioinwind.libero.it/gastroepato/index_gastroenterologia.htm

- www.my-personaltrainer.it/salute/preparazione-colonscopia.html

- www.nicoladimperio.it

www.ingramcontent.com/pod-product-compliance
Lightning Source LLC
Chambersburg PA
CBHW081201280526
45789CB00006B/2261